AF464238

CLINIQUE MÉDICALE

DES

EAUX MINÉRALES

DE CAUTERETS.

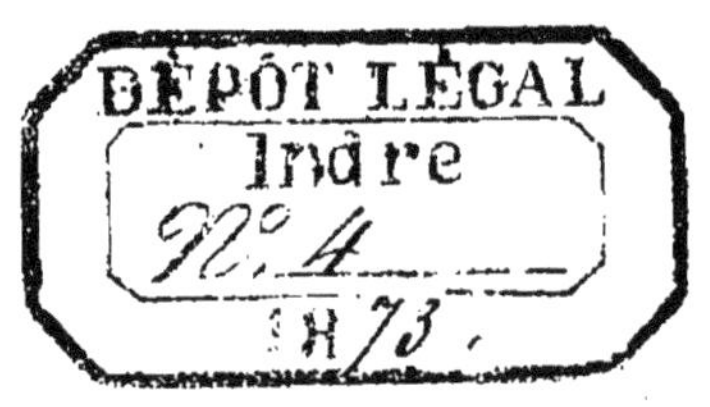

Te 163 499

TRAVAUX DU MÊME AUTEUR.

Des Climats sous le rapport hygiénique et médical. Paris, 1862, 1 vol. in-8° de 600 pages.

Réflexions sur le diagnostic des fractures de la base du crâne. Paris, 1852, in-8°.

Instruction sur le choléra-morbus, honorée de l'approbation de M. le Ministre de l'agriculture et du commerce. Paris, 1854, in-12.

Secours aux Malades pauvres des campagnes. Paris, 1855, in-8°.

Études cliniques sur le traitement de l'angine couenneuse et du croup. Paris, 1857, in-8°.

Recherches expérimentales sur la nature des émanations marécageuses et sur les moyens d'empêcher leur formation et leur expansion dans l'air. Paris, 1859, in-8° avec planches.

De l'emploi de quelques eaux minérales naturelles pendant les bains de mer. Paris, 1859, in-18.

L'Hypnotisme. Paris, 1860, in-8°.

Guide médical du Baigneur à Royan. Paris, 1860, in-18.

Recherches expérimentales sur les effets physiologiques de l'eau de la Raillière à Cauterets. Paris, 1863, in-18.

Revue médicale des Eaux minérales de Cauterets. Paris, 1864, grand in-8°.

Les rapports réciproques de l'herpétisme et de la tuberculisation. Bordeaux, 1866, in-8°.

Études médicales et scientifiques sur les Eaux minérales de Cauterets. Paris, 1866, gr. in-8°.

De l'électricité dans les Eaux minérales. Paris, 1866, in-8°.

Des affections cutanées constitutionnelles et de leur traitement par les Eaux sulfureuses. Paris, 1868, in-8°.

Précis descriptif, théorique et pratique sur les Eaux minérales de Cauterets (Hautes-Pyrénées), 3e édition. Paris, 1869, in-18 jésus de 180 pages avec plans.

De la fièvre des phthisiques dans ses rapports avec la médication hydro-sulfureuse. Paris, 1869, in-8°.

L'Herpétisme, pathogénie, manifestations, traitement. Paris, 1870, gr. in-8° de 460 pages.

Action pathogénique de l'acide urique. Paris, 1873, in-8°.

Châteauroux, typographie et lithographie Hrs Migné.

CLINIQUE MÉDICALE

DES

EAUX MINÉRALES DE CAUTERETS

DE L'ASTHME

PRÉCÉDÉ

D'UNE INTRODUCTION

SUR

LES MALADIES CHRONIQUES ET LES EAUX MINÉRALES

BIBLIOTHÈQUE NATIONALE R.F. IMPRIMÉS

PAR

Le Docteur L. GIGOT-SUARD,

MÉDECIN CONSULTANT AUX EAUX DE CAUTERETS

Membre titulaire de la Société d'hydrologie médicale de Paris, etc.

PARIS

J.-B. BAILLIÈRE ET FILS,

Rue Hautefeuille, 19,

près du boulevard Saint-Germain.

1873.

PRÉFACE.

Je dois au lecteur quelques explications sur l'esprit et le but de cet ouvrage.

C'est un point très important, sans doute, que de bien préciser les indications et les contre-indications thérapeutiques des eaux minérales, mais là ne peuvent se borner les aspirations des médecins hydrologistes; je dirai même qu'ils ont d'autres obligations que leur imposent les conditions toutes particulières dans lesquelles ils sont placés. N'est-ce pas à eux, en effet, qu'incombe la tâche de projeter la lumière dans l'obscurité encore très profonde de la pathogénie des maladies chroniques? « Les faits du médecin ne sont pas ceux du pur savant, a écrit M. Pidoux. (*Études sur la phthisie*, p. 571.) Les premiers sont, comme la nature vivante, comme la maladie surtout, pleins de nuances, de transitions, de traits indécis, de générations, de dégénérations, de transformations incessantes. » Or, ce n'est pas dans les hôpitaux qu'on observe ces faits dont parle notre éminent collègue des Eaux-Bonnes, avec leurs nuances, leurs transitions, leurs transformations, mais seulement dans les stations thermo-minérales, qui sont, comme je l'ai déjà dit à la Société d'hydrologie médicale de Paris (*Séance du 20 janvier* 1873), la véritable clinique des maladies chroniques. Là seulement le médecin peut étudier la physionomie si mobile et si trompeuse de ces maladies, saisir leur connexion intime, leur filiation, et surprendre en quelque sorte les lois qui président à leur évolution.

La pathologie générale doit donc avoir une place, et une place importante, dans tout traité clinique des eaux minérales.

En faudrait-il davantage pour justifier les considérations dans lesquelles je suis entré relativement à la classification des maladies chroniques, si je n'y avais été entraîné forcément par la nouveauté des conceptions sur lesquelles cette classification repose? Encore ai-je dû restreindre presque aux limites d'un sommaire, un sujet dont les développements fourniraient la matière d'un volume.

On trouvera peut-être prématuré l'exposé de cette doctrine toute nouvelle, mais je n'ai d'autre prétention que d'éveiller la critique, de provoquer la discussion, la contradiction ; et, bien que mes convictions soient profondes, basées sur une pratique de vingt ans, sur des expériences nombreuses et de longues méditations, je n'hésiterais pas à en faire le sacrifice s'il m'était démontré que je suis dans l'erreur.

Deux motifs m'ont déterminé à exposer aussi, dans l'introduction de cet ouvrage, les principes d'une classification des eaux minérales d'après leur action sur les éléments histologiques. D'abord, c'est une méthode analytique sur laquelle j'ai cru devoir appeler l'attention de mes collègues des stations thermo-minérales. En second lieu, je me suis proposé de faire, dans une certaine limite, de la thérapeutique thermale comparée ; c'est-à-dire que je dois comparer les effets de nos eaux avec ceux des sources similaires ou recommandées contre les mêmes maladies, de façon à fournir, autant que possible, des indications précises aux médecins praticiens. Il était donc nécessaire d'indiquer préalablement les effets physiologiques et pathogéniques des principales eaux minérales.

Cette seconde partie de l'introduction renferme, comme la première, des appréciations personnelles et indépendantes, des points de vue nouveaux, la relation de quelques expériences assez curieuses ; mais elle n'aboutit pas à un changement aussi radical dans les idées généralement admises.

En traitant de chaque maladie, je ne négligerai ni la sémiologie, ni l'étiologie classique, et je les mettrai en parallèle avec les faits particuliers que j'ai observés.

Je m'occuperai aussi tout spécialement de la physiologie pathologique. Cette étude aura d'autant plus d'importance et d'intérêt, qu'elle fera mieux saisir le mode d'action des eaux sur les éléments histologiques de chaque organe.

Quant au traitement, je me bornerai à en indiquer les résultats généraux, parce que les détails sont plus fastidieux qu'instructifs, et que, d'ailleurs, la thérapeutique thermale ne se plie pas à des préceptes, à des formules, comme la thérapeutique ordinaire. Mais, comme la maladie, elle a ses nuances, ses bizarreries, ses caprices, ses étrangetés. L'imprévu, l'extraordinaire dominent chez elle, et je plaindrais les malades du médecin hydrologue qui asservirait sa pratique à des règles invariables.

L'œuvre que j'entreprends est considérable, j'oserais presque dire immense. Qu'on ne s'étonne donc pas si je mets plusieurs années à l'achever. Je n'aurais ni le temps ni la force de faire autrement.

Qu'on ne s'étonne pas non plus si je traite de chaque maladie sans suivre un ordre sinon tout à fait semblable, du moins analogue à celui que les pathologistes ont adopté pour leurs descriptions. La méthode ne signifie absolument rien ici ; l'importance des matériaux que j'ai recueillis et que je recueillerai encore est la seule règle qui doive me guider. Toutefois je ne passerai d'un appareil à un autre, qu'après avoir parlé de toutes les maladies qui le concernent et qui sont justiciables de nos eaux. C'est ainsi qu'à la suite de l'asthme, je m'occuperai des bronchites, de l'emphysème, de la congestion et de la phthisie pulmonaire. Viendront ensuite les maladies des autres appareils.

Ai-je besoin d'ajouter que je destine ce livre exclusivement au public médical ? Il est la continuation de mes *Études médicales et scientifiques sur les Eaux minérales de Cauterets*, publiées en 1866. Puisse-t-il recevoir le même accueil.

Paris, mai 1873.

Dr L. GIGOT-SUARD.

INTRODUCTION.

PRINCIPES

D'UNE CLASSIFICATION DES MALADIES CHRONIQUES BASÉE SUR LA CLINIQUE ET LA PATHOLOGIE EXPÉRIMENTALE

ET

D'UNE CLASSIFICATION DES EAUX MINÉRALES D'APRÈS LEUR ACTION SUR LES ÉLÉMENTS HISTOLOGIQUES.

I

Principes d'une classification des Maladies chroniques basée sur la clinique et la pathologie expérimentale.

« Le mauvais emploi des mots, a dit un savant lexicographe, cause autant d'erreurs que l'ignorance. » Rien, suivant moi, ne justifie mieux cette sentence de Boiste, que l'abus qui a été fait du mot *diathèse* depuis qu'on l'a détourné de sa signification étymologique. Je prends pour preuve l'enseignement clinique de M. Bazin à l'hôpital Saint-Louis.

Il y a peu de temps encore, cet enseignement brillait par ses innovations, je ne veux pas dire ses étrangetés théoriques. La plus remarquable est, sans conteste, la doctrine des maladies constitutionnelles et diathésiques, conception originale, s'il en fut jamais, car l'auteur a fait *table rase* de la tradition, selon ses propres expressions. Or, d'après M. Bazin, la diathèse et la maladie constitutionnelle siégent indistinctement dans tous les systèmes organiques; mais la première est caractérisée par l'unicité du produit morbide, tandis que la seconde a des affections et des produits très variés.

Voyons les conséquences de cette séparation radicale. La goutte se trouve parmi les maladies constitutionnelles, et le diabète, qui dérive souvent de la goutte, parmi les diathèses. — Il est de notoriété vulgaire que la diphthérite n'atteint que les membranes muqueuses et très accessoirement la peau; pourtant M. Bazin la place parmi les maladies qui siégent dans tous les systèmes organiques. — L'hémorrhagie figure à côté des fibromes et des chondromes, le mycosis fongoïde à côté du tubercule et du cancer. — Le rachitisme, maladie essentiellement restreinte, puisqu'elle se localise sur une seule espèce de tissus et qu'elle est spéciale à l'enfance, compte néanmoins parmi les maladies constitutionnelles. — Et le scorbut?... il est à la fois une maladie constitutionnelle et une diathèse, etc., etc.

Voilà, ce me semble, une singulière classification. Du reste, si je citais les nombreuses définitions que l'on a données, depuis Aristote, des mots *diathèse* et *maladie constitutionnelle;* si je soumettais au contrôle inexorable des faits cliniques les différents systèmes qui se rattachent à cette immense question, il me serait facile de prouver que tous les efforts de systématisation tentés jusqu'à présent aboutissent inévitablement à ces trois termes : erreur, confusion, contradiction. Et pourrait-il en être autrement, puisque le même mot a été employé pour désigner des choses très différentes et n'ayant entre elles que des rapports éloignés, ou même aucun rapport, aucune affinité naturelle? C'est un point capital sur lequel j'insisterai d'abord dans les développements qui vont suivre. Je montrerai que l'on a rapproché des maladies radicalement différentes par leurs caractères généraux; que beaucoup d'affections appelées diathésiques ne sont elles-mêmes que des effets, des localisations d'états pathologiques plus complexes; qu'en somme, les diathèses et les maladies constitutionnelles, telles que la plupart des pathologistes les envisagent aujourd'hui, resteront rebelles à toute espèce de classification.

Je m'efforcerai de montrer ensuite, comme déduction de ces considérations de pathologie générale, que les expressions morbides, quelque multiples, quelque variées qu'elles soient, sont subordonnées, comme les phénomènes physiologiques, à un petit nombre de lois parfaitement définies. Je suis convaincu, avec un grand et modeste observateur dont on ne connaît peut-être pas assez les travaux, qu'en pathologie, comme en physiologie, « la nature est avare des causes et prodigue des effets (1). »

J'apporte donc, moi aussi, des conceptions toutes nouvelles dans cette question fondamentale et si controversée de la médecine, mais des conceptions basées uniquement sur la clinique et l'expérimentation.

Pour édifier ce que j'appelle un *essai* plutôt qu'un corps de doctrine définitif, je me suis inspiré des préceptes suivants, qui terminent un des articles les plus remarquables que je connaisse sur les diathèses :

« Ce sujet est le but suprême des aspirations de la méde-
» cine scientifique, but entrevu de tout temps, mais qui
» semble fuir à mesure qu'on l'approche. Placé entre la
» pratique qui lui révèle à chaque pas le rôle dominateur
» des diathèses et les enseignements d'une physiologie
» absolument muette sur ce point, le médecin se heurte sans
» cesse à ce double péril, ou de nier ce qu'il ne comprend
» pas, ou de substituer à des réalités trop souvent inacces-
» sibles les éphémères créations de l'esprit de système. Entre
» ces deux écueils, il reste pourtant une place pour l'ob-
» servation indépendante et jointe, comme il convient, à une
» sage induction. Constater les faits avec rigueur, non-
» seulement en eux-mêmes, mais aussi et surtout dans

(1) Michel Bertrand, *Recherches sur les Eaux du Mont-Dore*, 1823, page 278.

» leurs rapports réciproques, les classer en les rattachant
» à quelques chefs principaux dont l'analyse augmente
» sans cesse le nombre, et préparer ainsi des matériaux
» pour l'avenir, voilà ce que la raison commande ; elle com-
» mande surtout de ne pas désespérer de la vérité, qui ne
» peut se trouver que quand on la cherche (1). »

§ Ier.

La variété des localisations et des produits morbides, ainsi que la tendance à engendrer des néoplasies malignes, constituent des caractères spéciaux et communs à la syphilis, à la scrofule, à l'herpétisme et à l'uricémie.

Quel est le médecin qui, cherchant à se former une opinion par la lecture des nombreux écrits publiés sur les diathèses, n'a pas été frappé de ce fait, que l'on a placé dans le même cadre des maladies dont les caractères généraux diffèrent essentiellement : il s'agit de la syphilis, de la scrofule, de l'herpétisme, de l'uricémie, d'une part, et de l'autre, du rhumatisme, de la tuberculose, du cancer, etc., etc., considérés comme maladies diathésiques.

Prenons d'abord la syphilis. Au chancre induré succède une série de manifestations morbides plus ou moins rapprochées et qui sont les effets multiples d'une cause unique, d'une modification intime de l'économie inconnue dans sa nature, mais très facilement appréciable par les résultats qu'elle produit. On voit apparaître d'abord des plaques muqueuses, des affections cutanées érythémateuses ou lichénoïdes, puis des lésions plus profondes de la peau laissant des traces indélébiles, des périostoses, des exostoses, des scléroses des viscères, des gommes, la phthisie pulmonaire,

(1) Maurice Raynaud, *Nouveau Dictionnaire de médecine et de chirurgie pratiques*, t. XI, p, 461.

sans parler des accidents nerveux de toutes sortes, des névroses les plus bizarres.

Dans l'herpétisme, nous trouvons la même multiplicité et la même variété d'expressions symptomatiques : il y a des herpétides cutanées, muqueuses, nerveuses, viscérales, musculaires, etc. Tous les dermatologues reconnaissent aujourd'hui que le cancer peut être une manifestation ultime de l'herpétisme. Je crois avoir prouvé qu'il en est de même pour la tuberculose. Les belles recherches de M. Pidoux sur la phthisie pulmonaire confirment cette assertion.

On observe aussi des scrofulides simples et des scrofulides malignes : affections cutanées et muqueuses, suppurations ganglionnaires, nécroses osseuses, dégénérescence amyloïde des viscères, lupus, tuberculose, etc.

Enfin dans l'uricémie (expression que j'ai substituée le premier à celle de diathèse urique), presque tous les tissus et les organes de l'économie peuvent être le siége d'altérations plus ou moins graves produites par l'acide urique. J'ai démontré expérimentalement que ce principe excrémentitiel exerce son action altérante sur la peau, les muqueuses, les poumons, le foie, les reins, le cerveau, le cœur, les articulations, etc. J'ai produit aussi, avec de l'acide urique administré à des chiens, la tuberculose, le cancer, le diabète et la dégénérescence graisseuse du foie (1).

Les maladies dont il est question présentent encore cette particularité, qu'elles peuvent rester latentes un certain temps, même des années entières, et disparaître momentanément, c'est-à-dire cesser de se trahir à nos regards par des désordres variables, pour se montrer de nouveau à des époques indéterminées.

En somme, la syphilis, la scrofule, l'herpétisme et l'uricémie ont pour caractères spéciaux et communs une grande

(1) Les résultats de mes expériences ont été communiqués à l'Académie de médecine dans un mémoire déposé le 21 janvier 1873. (Commission : MM. Robin, Davaine, Delpech.)

variété dans leurs effets, une tendance remarquable à localiser leurs déterminations sur la plupart des tissus de l'organisme et à engendrer des néoplasies malignes. Ce sont des *monstres à mille têtes*, pour me servir de l'expression pittoresque que Hahnemann appliquait à la psore.

Peut-on en dire autant du rhumatisme, de la tuberculose, de la carcinose et de tant d'autres maladies réputées diathésiques ? C'est ce que nous allons examiner maintenant.

§ II.

Le rhumatisme n'envahit qu'une seule espèce de tissus. — Ses altérations anatomiques et ses produits sont des formations normales en excès, des hyperplasies de tissus sains qui ne dégénèrent pas. — Explication des symptômes du rhumatisme cérébral et de la chorée rhumatismale. — Les érythèmes noueux et papuleux ne sont point des manifestations du rhumatisme. — L'asthme n'est pas non plus une expression symptomatique de la maladie rhumatismale. — Le rhumatisme noueux est une arthrite de nature spéciale. — Le rhumatisme musculaire appartient à la classe des névroses.

Le rhumatisme varie dans son siége, mais, en définitive, il ne migre que sur une seule espèce de tissus, les fibro-séreux; c'est une fluxion qui passe d'un point sur un autre semblable, comme elle envahit simultanément ou successivement différentes articulations.

Les altérations anatomiques qui le caractérisent ne consistent souvent qu'en une augmentation du liquide que les tissus atteints secrètent à l'état normal, ainsi l'augmentation de la synovie dans les articulations. D'autres fois, ce sont des dépôts fibrineux, des hyperplasies du tissu conjonctif, des adhérences, comme dans la péricarde et la plèvre, ou des concrétions calcaires, comme on en trouve sur les valvules. Mais ces productions restent telles et ne dégénèrent jamais. Le rhumatisme ne tend même pas à la suppuration.

Je sais bien qu'en ce qui concerne l'unité de siége du rhumatisme, on ne manquera pas de m'objecter sa forme cérébrale, par la raison que les nécropsies n'ont pas révélé dans les tissus fibro-séreux du cerveau des lésions suffisantes pour expliquer les accidents observés pendant la vie. Au reste, je ne crois pouvoir mieux faire que de reproduire textuellement l'argumentation de Trousseau, relative à cette importante question :

« Les deux membranes séreuses du péricarde et de la » plèvre sont identiques au point de vue anatomique. Or, » tous les jours, nous voyons le rhumatisme se porter sur » le péricarde et sur la plèvre, et à peine l'une de ces » membranes est-elle atteinte depuis quelques heures, que » déjà des signes physiques viennent révéler l'existence de » lésions matérielles incontestables. Ainsi l'auscultation de » la poitrine permet d'entendre le souffle voilé, et celle du » cœur, le bruit de cuir neuf. Vingt-quatre heures de plus » sont à peine écoulées, qu'on trouve tous les signes d'un » épanchement ou de l'existence de fausses membranes plus » ou moins épaisses.

» Or, puisque l'arachnoïde est anatomiquement identique » avec la plèvre et avec le péricarde, on se demande par » quel privilége elle échapperait à la loi commune, et pour- » quoi on n'y trouverait pas des lésions telles que les dépôts » fibrineux et les épanchements qu'on rencontre dans le » péricarde et dans la plèvre ? Et comme ces altérations ne » s'observent pas chez les individus morts par le fait d'un » rhumatisme cérébral, nous sommes autorisés à conclure » qu'il n'y a pas eu de méningite.

» C'est en vain qu'on prétendrait que l'absence des » lésions propres à la méningite tient à la rapidité de la » mort, et qu'il en serait bien certainement de même pour » la plèvre et le péricarde, si l'individu succombait au début » de l'une de ces deux affections. Cette raison est tout au » plus admissible pour quelques malades ; mais on ne peut » l'étendre à tous les cas qui s'offrent à l'observation.

» Il arrive, en effet, que cette prétendue arachnoïdite dure » deux, quatre et six jours ; or, comme alors on ne trouve » pas plus de lésion que dans le cas où le malade meurt » rapidement, nous sommes forcés de revenir à cette idée, » qu'il n'y a pas eu de méningite.

» Ainsi, dans le rhumatisme cérébral, il n'y a ni les » symptômes ni les lésions anatomiques ordinaires de la » phlegmasie des méninges (1). »

A cette argumentation pressante et digne de l'illustre clinicien qui l'a faite, je me permettrai d'opposer les considérations suivantes :

Si, dans ses migrations sur les différents tissus fibro-séreux, le rhumatisme doit produire toujours des lésions identiques, pourquoi ne laisse-t-il ordinairement, du côté des synoviales, que des traces insignifiantes de son passage, ainsi que Trousseau l'a reconnu lui-même ? (*Op. cit.* t. III, p. 416.) Pourquoi ne trouve-t-on pas des dépôts fibrineux dans les articulations comme dans le péricarde et la plèvre rhumatisés ? Pourquoi dans l'endocarde, dont la structure est absolument la même que celle du péricarde, les lésions engendrées par le rhumatisme sont-elles beaucoup moins étendues, puisqu'elles occupent principalement les replis de la séreuse qui constituent les valvules aortique et mitrale ? Pourquoi le développement de ces lésions est-il lent, quelquefois même très lent (Trousseau, *op. cit.*, t. III, p. 420), tandis que quarante-huit heures, vingt-quatre heures même, suffisent pour qu'elles soient complètes dans le péricarde et la plèvre ? Pourquoi encore la tunique interne des vaisseaux, anatomiquement identique à l'endocarde, n'a-t-elle pas les mêmes affinités morbides que cette séreuse, et n'est-elle, au contraire, presque jamais, pour ne pas dire jamais, atteinte dans le rhumatisme ? Pourtant l'endocarde se continue sans interruption, à droite, avec la tunique interne des veines

(1) Trousseau, *Clinique médicale de l'Hôtel-Dieu de Paris*, t. II, p. 833.

caves et avec celle de l'artère pulmonaire, en tapissant les valvules sigmoïdes de ce dernier vaisseau ; à gauche, avec la tunique interne des veines pulmonaires et de l'aorte.

Non, l'identité de structure n'entraîne pas nécessairement l'identité des lésions pathologiques. Et puis, bien que les séreuses aient la même constitution anatomique fondamentale, ne présentent-elles pas entre elles des nuances qui les rendent plus ou moins accessibles aux actions morbides et en modifient plus ou moins profondément les conditions physiologiques? On sait que la plus légère fluxion suffit pour provoquer une hypersécrétion à la surface de la plèvre ; c'est pourquoi on rencontre si souvent des épanchements pleurétiques à marche insidieuse, c'est-à-dire qui n'ont été précédés d'aucun mouvement fébrile. On sait aussi que les épanchements ne se produisent pas avec la même facilité dans le péricarde, l'arachnoïde et les synoviales.

Le rhumatisme cérébral n'est pas et ne peut pas plus être une méningite que le rhumatisme articulaire n'est une arthrite. Les phénomènes pathologiques dont les séreuses rhumatisées sont le siége appartiennent plutôt à la congestion, à la simple fluxion, qu'à l'inflammation proprement dite ; en un mot, le génie de la maladie n'est pas inflammatoire, pour parler le langage adopté.

D'ailleurs, ce qui prouve péremptoirement que le rhumatisme n'est point de l'ordre des phlegmasies, c'est l'absence des lésions caractéristiques de cet état morbide, malgré l'extrême vascularité des synoviales. En effet, les capillaires de ces séreuses forment un réseau très serré qui se distribue dans la couche fibreuse et arrive presque sous l'épithélium.

Les nécropsies ne peuvent donc pas révéler chez les individus morts par le fait d'un rhumatisme cérébral les mêmes désordres qu'on rencontre chez ceux qui sont morts d'une méningite ordinaire. Alors comment expliquer les symptômes qu'il présente?

La nature des éléments anatomiques avec lesquels les

séreuses sont en contact immédiat indique pourquoi la fluxion s'étend aux tissus périphériques dans le rhumatisme articulaire, et pourquoi elle se limite au péricarde, à l'endocarde et à la plèvre, quand ces membranes sont le lieu d'élection de la maladie. Mais si l'on réfléchit à la constitution anatomique du cerveau et à l'extrême impressionnabilité de la cellule nerveuse, il est impossible de ne pas reconnaître que la fluxion doit rayonner au-delà des méninges. La série des actes morbides qui s'accomplissent dans les tissus périphériques d'une articulation rhumatisée, et que Trousseau a désignés sous le nom de *fluxion blanche*, par opposition aux phénomènes inflammatoires qui accompagnent les arthrites (*Op. cit.*, t. III, p. 416), se produit, *à fortiori*, du côté de l'encéphale, lorsque le rhumatisme a envahi ses enveloppes. N'est-ce pas, en effet, conclure du moins au plus ? De là les troubles fonctionnels qui caractérisent les différentes formes du rhumatisme cérébral, *apoplectique, délirante, convulsive*, selon le siége et l'intensité des désordres, et qui ne sont, à proprement parler, que des symptômes de voisinage.

Ce retentissement de la fluxion des méninges sur la masse encéphalique, — retentissement qui provoque une congestion plutôt nerveuse que sanguine, — se conçoit d'autant mieux que la production du rhumatisme cérébral est liée ordinairement à une prédisposition fâcheuse du cerveau, ainsi que Trousseau l'a établi déjà dans les termes suivants :

« Je dois rappeler que, dans nos conférences sur le rhumatisme cérébral, j'ai pris soin de démontrer que le rhumatisme portait ses manifestations sur les enveloppes du cerveau, surtout chez les hommes dont l'encéphale avait été antérieurement le siége de fluxions de causes variées. Dans les antécédents de nos malades, il nous avait été possible, en effet, de faire la part étiologique des fatigues intellectuelles, des chagrins, des excès alcooliques ou de certaines dispositions mentales antérieures qui

» témoignaient déjà d'une *altération* de l'organe de la » pensée..... (*Op. cit.*, t. III, p. 418.) »

Les considérations dans lesquelles je viens d'entrer sur la pathogénie du rhumatisme cérébral s'appliquent à la chorée rhumatismale, que cette dernière coïncide avec une attaque de rhumatisme articulaire, qu'elle lui soit postérieure ou antérieure, et qu'elle s'accompagne ou non de lésions cardiaques. Dans ces différents cas, en effet, comme dans le précédent, la fluxion gagne d'abord les méninges et s'étend ensuite aux centres nerveux, où elle ne laisse pas plus de traces qu'elle n'en laisse dans les articulations rhumatisées.

Les relations qui paraissent exister entre le rhumatisme et certaines affections cutanées, surtout les érythèmes noueux et papuleux, prouvent-elles que cette maladie peut avoir des manifestations du côté de la peau ?

D'abord je ferai observer d'une manière générale que l'élément douleur ne suffit pas pour caractériser le rhumatisme, autrement l'arthropathie simple ou arthralgie serait elle-même une affection rhumatismale. Aussi, est-ce parce que les faits ont reçu une fausse interprétation, et qu'on a attribué aux douleurs articulaires dans la diathèse dartreuse une signification qu'elles n'avaient pas en réalité, qu'on a mal défini la relation qui existe entre les affections des articulations et les lésions de la peau.

En ce qui concerne l'érythème noueux, j'invoquerai encore l'opinion de Trousseau :

« La douleur est aussi vive souvent que dans le rhumatisme franc, mais nous n'avons jamais constaté ni gonflement ni rougeur au niveau des parties affectées. Nous » n'avons jamais trouvé non plus de signes d'affection car» diaque. (*Op. cit.*, t. I, p. 220.) » Il n'y a donc là, au lieu d'un véritable rhumatisme à déterminations cutanées, qu'une arthropathie, qui est, avec l'affection de la peau, sous la dépendance de la diathèse dartreuse. Au reste, cette diathèse a, comme la scarlatine, ses manifestations articulaires, cardiaques et même choréiques. Or, personne, j'imagine, n'aura l'idée de dire que la scarlatine se rattache au vice rhumatismal.

Une autre remarque qui a bien son importance et que j'emprunte à l'article *herpétides articulaires* de mon traité sur l'Herpétisme (p. 341) :

« J'ai la conviction que, plus d'une fois, on a pris des accès d'arthrite urique aiguë pour des attaques de rhumatisme articulaire. C'est une réflexion que j'ai déjà faite à propos de l'examen critique des doctrines de l'arthritis et de l'herpétisme. Je me rappelle avoir été appelé en consultation auprès d'une femme de trente-deux ans qui était atteinte, depuis trois semaines, d'une arthrite fébrile des deux genoux accompagnée d'érythema nodosum, et que l'on prenait pour un rhumatisme articulaire, auquel se rattachait l'éruption cutanée. Ayant fait une saignée de cent cinquante à deux cents grammes environ, je trouvai un excès d'acide urique dans le sérum du sang par le procédé du fil. C'était la troisième fois que la malade était prise de cette affection. »

Enfin, d'après Trousseau, le rhumatisme est, comme la dartre, les hémorrhoïdes, la migraine et même la gravelle, une affection que l'asthme peut remplacer, et qui, réciproquement, peut remplacer l'asthme ; ce sont des expressions différentes d'une même diathèse. L'illustre clinicien a cité le fait suivant à l'appui de son assertion :

Une dame d'une cinquantaine d'années avait été atteinte, pour la première fois, vers l'âge de trente ans, d'un rhumatisme articulaire aigu dont elle fut prise quelques semaines après être accouchée. Elle se rétablit ; mais au bout de deux mois, elle eut une rechute. Depuis lors, elle conserva pendant plusieurs années des douleurs musculaires rhumatismales, vagues et erratiques. Ces douleurs cessèrent. A partir de cette époque, d'autres douleurs névralgiques se déclarèrent, et en même temps la malade fut sujette à des migraines périodiques dont elle n'avait jamais été affectée antérieurement. En 1858, M. Hérard fut appelé à lui donner des soins. Cette dame était alors tourmentée par une toux spasmodique revenant régulièrement la nuit, à la même heure. Dans ce même hiver, elle eut une névralgie faciale, et la peau de son cou se couvrit d'une éruption dartreuse, de forme papulo-vésiculeuse, qui fut du reste très passagère. L'hiver suivant se passa sans accident; mais, en 1860, la malade fut prise d'accès d'asthme nerveux parfaitement caractérisé, revenant le soir et pendant la nuit. (*Op. cit.*, t. II, p. 487.)

Ainsi, un rhumatisme articulaire aigu, des névralgies, la migraine, une toux spasmodique et périodique, une éruption cutanée et enfin l'asthme, telle est la série des phénomènes morbides qui apparurent successivement chez le sujet que Trousseau a pris pour exemple. Pourquoi donc, dans ce cas, rapporter l'asthme plutôt au rhumatisme qu'à la diathèse dartreuse? D'après cette façon d'interpréter les faits, je ne vois pas la raison qui empêcherait de placer aussi sous la dépendance du vice rhumatismal la dartre, les névralgies et les migraines que la malade a eues.

J'ai rencontré, dans ma pratique, plusieurs cas semblables à celui dont il vient d'être question, et j'ai constaté quelquefois, par la connaissance des antécédents héréditaires des malades et l'examen du sérum du sang, que les manifestations articulaires, les éruptions cutanées, la migraine, les névralgies étaient les effets d'une même cause, la diathèse urique.

Selon M. Durand-Fardel, le rhumatisme aigu est indépendant par lui-même de la diathèse rhumatismale; le rhumatisme articulaire chronique simple se rattache bien plutôt à d'autres diathèses, scrofuleuse, syphilitique, herpétique, qu'à la diathèse rhumatismale elle-même; le rhumatisme noueux est une arthrite chronique d'une nature particulière, dont le développement peut nécessiter une disposition spéciale, mais qui n'offre point de caractères proprement diathésiques, et qui est parfaitement distincte des autres états pathologiques avec lesquels elle partage la dénomination de rhumatisme; enfin le rhumatisme véritablement diathésique a pour caractère principal de siéger dans le tissu fibreux soit des articulations, soit des viscères, des muscles et des nerfs (1).

Je n'ai cité l'opinion de mon savant collègue que pour donner une idée de la confusion qui règne encore aujourd'hui dans la question qui nous occupe. En tout cas, c'est avec raison que M. Durand-Fardel sépare l'affection improprement appelée rhumatisme *noueux* des autres états pathologiques désignés sous le nom de rhumatisme. Elle en diffère surtout par les lésions anatomiques, dont le point de départ est une véritable inflammation. Ces lésions portent à la fois sur la synoviale, le tissu cellulaire périphérique et le tissu osseux.

Le rhumatisme noueux est donc, en définitive, une arthrite de nature spéciale que je n'hésite pas à rapporter à la diathèse dartreuse. Cette opinion se trouve justifiée par la remarque de M. Cornil, que chez les malades on constate des troubles morbides antérieurs dus à un état diathésique, ainsi les migraines, les eczémas, les maladies d'yeux, les érysipèles à répétition (2). J'ai moi-même cité, dans mon traité de l'Herpétisme (p. 339), deux observations très concluantes de rhumatisme noueux de nature dartreuse.

Quant à l'affection aussi très improprement appelée rhumatisme *musculaire* ou *fibrillaire*, elle appartient plutôt à la classe des névroses qu'au rhumatisme. Nous n'avons donc pas à nous en occuper ici.

Ainsi, l'unité de siége, l'identité de nature des manifestations et la bénignité des lésions anatomiques sont des faits saillants et incontestables dans l'histoire pathologique du rhumatisme.

(1) Durand-Fardel, *Maladies chroniques*, t. I, p. 360.

(2) Cornil, *Mémoire sur les coïncidences pathologiques du rhumatisme articulaire chronique*. (Mémoires de la Société de biologie, 4e série, t. I, 1864.)

§ III.

Outre le rhumatisme, il y a des affections considérées comme diathésiques qui n'envahissent aussi qu'une seule espèce de tissus, et que caractérisent des néoplasies bénignes.

Il n'est pas rare de voir une même lésion ou un néoplasme envahir soit simultanément, soit successivement plusieurs organes de structure semblable, en se limitant exactement à un seul système anatomique. Dans cette catégorie de lésions et de productions morbides sont les anévrismes multiples indépendants de toute altération athéromateuse des artères, les varices nées sans aucune compression appréciable des veines, les kystes sébacés, les tumeurs athéromateuses et méliceriques, les lipomes, les myxomes, les ostéomes, etc.

Mais, dira-t-on, si la répétition de ces lésions et la pullulation de ces néoplasies chez un même individu indiquent nécessairement une disposition morbide spéciale du système organique qu'elles ont envahi, en d'autres termes une diathèse, celle-ci est partielle, purement locale et sans retentissement sur l'ensemble de l'économie. Il n'y a donc aucun rapport à établir entre ces affections et le rhumatisme, au point de vue de la question des diathèses.

La réponse à cette objection me paraît facile et sera courte, en écartant, bien entendu, ce qui concerne la nature et l'étiologie des affections mises en parallèle. Puisque le rhumatisme n'atteint qu'un seul système anatomique simultanément ou successivement, il doit être nécessairement rangé dans le groupe des diathèses partielles au même titre que les affections diathésiques à siége unique. Ai-je besoin de dire que son retentissement sur l'ensemble de l'économie est subordonné à sa nature et à l'importance des tissus qu'il atteint?

J'ajoute que les lésions et les productions morbides dont je viens de parler peuvent se rattacher à l'herpétisme et à l'uricémie, ainsi que je l'ai constaté pour les kystes sébacés, les tumeurs athéromateuses et méliceriques. Quant aux varices, je répèterai ce que j'en ai déjà dit dans un autre ouvrage (*Traité de l'Herpétisme*, p. 288) : Autant les lésions dartreuses des artères sont peu connues et difficiles à constater, autant celles du système veineux sont bien définies et facilement appréciables. Elles consistent dans des dilatations appelées *varices*. On les observe particulièrement dans les veines superficielles des membres abdominaux, les veines hémorrhoïdales (hémorrhoïdes), les veines spermatiques (cirsocèle), les veines du scrotum (varicocèle), les veines de la vulve et du vagin.

§ IV.

La goutte n'est qu'un symptôme, qu'une des nombreuses manifestations de l'uricémie.

A mon sens, le mot *goutte*, employé pour désigner la maladie dont le caractère essentiel est la surcharge du sang par l'acide urique, devrait être rayé du langage médical, parce qu'il consacre une erreur : il s'agit de la croyance généralement répandue que les lésions articulaires constituent les symptômes dominants de la maladie, d'où les subdivisions proposées par différents auteurs. Garrod lui-même, auquel nous devons de remarquables travaux sur la goutte et qui en a si bien démontré la nature, a ramené tous les phénomènes que cette maladie peut présenter aux deux chefs suivants : *goutte régulière* (aiguë et chronique), consistant en une inflammation d'une nature particulière qui occupe les parties tant extérieures qu'intérieures d'une ou de plusieurs articulations ; *goutte irrégulière,* se manifestant soit par des troubles fonctionnels graves d'un organe quelconque, soit par le développement d'inflammations dans des parties ou des tissus différents de ceux qui concourent à former les jointures.

Je ne dois pas omettre de faire remarquer que notre savant confrère dit ensuite : « On pourra critiquer l'emploi » que nous faisons des termes *goutte régulière*, *goutte irré-» gulière ;* on pourra soutenir, par exemple, et peut-être » non sans raison, que les manifestations de la goutte dite » irrégulière comportent, de fait, autant de régularité que » les affections articulaires elles-mêmes. » J'ajoute qu'elles sont plus fréquentes. Aussi, je propose le mot *uricémie* pour désigner la maladie générale, et celui d'*arthrite urique* (aiguë ou chronique) pour désigner ses manifestations articulaires (1).

§ V.

La variété de siége et l'unicité de produit morbide caractérisent la tuberculose. — Le tubercule est une néoplasie maligne à laquelle peuvent aboutir la syphilis, la scrofule, l'herpétisme et l'uricémie. — Opinions diverses des pathologistes sur les causes générales de la tuberculose : *Diathésistes*, *Browniens, Broussaisiens, Généralisateurs.* — La tuberculose est accidentelle et diathésique.

Contrairement au rhumatisme, la tuberculose peut atteindre des tissus de nature différente, mais elle a pour caractère la formation d'un produit morbide unique et spécial, la granulation tuberculeuse.

« Ce produit est-il réellement unique, dit M. Maurice » Raynaud ? Ne s'accompagne-t-il pas d'affections variées ?

(1) Gigot-Suard, *Traité de l'Herpétisme*, p. 340.

» Il y faut joindre tout au moins la pneumonie caséeuse, » cette compagne presque inséparable du tubercule. En outre, » Empis n'a-t-il pas démontré que l'apparition des granu- » lations miliaires ne se fait presque jamais sans formation » de fausses membranes et exhalation de sérosité dans les » cavités séreuses, à tel point que ces derniers produits » peuvent l'emporter de beaucoup en importance sur le » tubercule lui-même ? Et que dire de tout ce cortége d'acci- » dents qui précèdent, accompagnent ou suivent le déve- » loppement des granulations : les bronchites répétées, » l'entérite, qu'il est si fréquent de rencontrer sans qu'il » existe un seul tubercule dans l'intestin, la pigmentation » de la peau, la chute du système pileux, la forme arquée » des ongles, etc. Ne sont-ce pas là autant d'affections » variées (1) ? »

Pour M. Pidoux, le tubercule n'est pas non plus l'unique manifestation, la seule expression organique de la phthisie. Chaque appareil exprime à sa manière la tuberculisation. L'amaigrissement, la dyspepsie, la fièvre, les phlegmasies du phthisique sont tuberculeux, comme la fièvre du vario- leux est varioleuse indépendamment des pustules de la variole en elle-même, et des modifications que les divers états de celles-ci peuvent imprimer à cette fièvre..... La phthisie se manifeste par des phlegmasies disséminées au sein desquelles l'histologie ne rencontre aucune production tuberculeuse appréciable, et qui sont nées pourtant de la diathèse dont le tubercule est la plus haute, mais non la seule expression. On peut en dire autant de la fièvre. Associée aux phlegmasies et au travail de la tuberculisation, elle en exprime à sa manière la nature propre, car elle est déterminée par le même principe d'active génération qui produit le tubercule. Or, ces diverses manifestations de la tuberculose, dont l'ensemble constitue la phthisie, sont loin

(1) Maurice Raynaud, *Nouveau Dictionnaire de médecine et de chirurgie pratiques*, t. XI, p. 422.

d'avoir la même intensité..... Les progrès incessants de l'histologie pathologique nous montreront chaque jour, dans les organes des phthisiques, des altérations palpables là où l'on croit aujourd'hui qu'il n'y en a pas, parce qu'elles échappent à la simple vue. Déjà le cœur, l'appareil circulatoire, les reins, les muscles offrent au microscope des lésions que le scalpel ne trouvait pas (1).

Que prouvent les réflexions qui précèdent si ce n'est que la tuberculose a, comme toutes les maladies, ses caractères propres, ses symptômes généraux, locaux et de voisinage, ses complications et ses conséquences, ses phénomènes sympathiques ou plutôt ses irradiations sur les diverses parties de l'organisme, qui, quoique indépendantes dans leur vie propre, se rattachent les unes aux autres par le lien de la vie commune ?

On voit qu'il y a loin de cette conclusion à la négation de l'unité du produit pathologique de la tuberculose par la raison que cette maladie s'accompagne de bronchites répétées, d'entérite, d'amaigrissement, de pigmentation de la peau, etc., et parce qu'on trouve des altérations concomitantes et consécutives dans les organes des tuberculeux. A ce compte, le diabète serait aussi une maladie à produits morbides multiples parce que, dans un grand nombre de cas, l'excrétion du sucre en excès s'accompagne d'une augmentation dans l'élimination de l'urée, et parce que chez les diabétiques on observe des stomatites, des amygdalites, des gastrites, des cystites, la bronchite et la pneumonie catarrhales, la pneumonie fibrineuse, les furoncles, les anthrax, les phlegmons, etc.

Que l'excrétion du sucre en excès et l'augmentation de l'urée tiennent à la même cause, cela est possible ; mais il ne s'en suit pas que l'urémie soit une manifestation spéciale du diabète sucré au même titre que la glycémie.

(1) Pidoux, *Études générales et pratiques sur la phthisie*, p. 2, 3 et 5.

La suppuration n'est point nécessaire pour caratériser l'inflammation, parce que cet état pathologique a des produits multiples qui lui sont propres ; mais il ne peut y avoir de tuberculose sans tubercules, pas plus que de carcinose sans cancer et de diabète sucré sans sucre. Voilà ce qu'il faut entendre par unicité de produit morbide dans la tuberculose.

M. Pidoux lui-même n'admet-il pas cette unicité de la façon la plus formelle quand il dit, en parlant du tubercule :

« Ce processus hétérogénique pauvre et misérable, *c'est » la maladie elle-même, c'est la phthisie.* Les causes, les » processus morbides sont infiniment variés ; le produit » morbide, quoique définitivement *un* ou *le même*, a aussi » plusieurs modes d'évolution simples ou complexes, ce qui » donne une inépuisable variété de formes, de marche et de » symptômes. Chaque jour on en observe qu'on n'avait » jamais observés, parce que tout est bon au tubercule pour » être conçu, naître et évoluer..... De même qu'il n'y a » qu'un pus et beaucoup de variétés ou de degrés de vie » et de perfection dans le pus, il n'y a qu'un tubercule qui » est l'*unité* ou le *type* d'une variété anatomique de tuber- » cules qui sont autant de variétés de la tuberculose et de la » phthisie. (*Op. cit.*, p. 244 et 245.) »

M. Pidoux est peut-être plus explicite encore dans le passage suivant de son remarquable ouvrage (p. 38) :

« Ce qui distingue essentiellement la tuberculose com- » mune, c'est qu'elle ne présente anatomiquement rien de » plus primitif que le tubercule. Le tubercule y est *initial.* » Rien, sous le rapport des produits mobides n'étant avant » lui, *il est tout.* »

Enfin, les caractères suivants assignés au tubercule par le même auteur ne viennent-ils pas aussi à l'appui de la thèse que je soutiens :

« Toutes les productions morbides chroniques et orga- » niques du tissu conjonctif sont vivantes et progressives ;

» le tubercule seul est mort-né et régressif. C'est son caractère essentiel, et ce caractère suffit à le définir, puisqu'aucun autre néoplasme de l'ordre des maladies chroniques ne » le possède (p. 81). »

Il me paraît inutile d'insister plus longtemps sur cette question, dont la solution se trouve tout entière dans ces quelques mots de M. Pidoux cités plus haut : « *Le* « *tubercule, c'est la maladie elle-même..... Rien, sous le rapport des productions morbides n'étant avant lui, il est* » *tout.....* »

La production si improprement appelée *matière caséeuse* ne diffère pas du tubercule quant au fond ; elle est, en effet, une néoplasie du même ordre modifiée par la nature des tissus où elle se développe. La matière caséeuse siége dans une membrane mucipare revêtue d'un épithélium pavimenteux, tandis que le tubercule proprement dit affecte le tissu conjonctif et les membranes séreuses. Or, le tissu conjonctif a des éléments plus robustes et une vitalité moins éphémère que le tissu propre des membranes muqueuses et leur épithélium, surtout dans les alvéoles pulmonaires. D'après des conditions si différentes, on conçoit que les néoplasmes des membranes muqueuses aient des formes moins complètes et moins persistantes que les néoplasmes du tissu conjonctif.

Cette explication appartient au savant auteur des *Études générales et pratiques sur la phthisie*. Pour ma part, elle me satisfait complètement.

Les néoplasies caséiformes constituent donc une variété de la tuberculose et non point une maladie différente, comme l'ont prétendu les auteurs Allemands.

Le tubercule est au dernier degré de l'échelle des productions morbides chroniques par son organisation inférieure et son existence pauvre. Il est mal formé, atrophique, sans vaisseaux, privé de toute sensibilité. Il meurt rapidement en détruisant sa propre base, dans laquelle il remplace les éléments organiques sains, et en ne laissant pour résidu que des granulations graisseuses et quelquefois même des matières inorganiques, c'est-à-dire une substance crayeuse d'où toute trace d'organisation a disparu. Parce qu'il vit peu, il se multiplie très rapidement. C'est donc un élément à la fois destructeur, envahissant et infectant, en un mot essentiellement nécrobiotique. Voilà pourquoi je l'appelle une *néoplasie maligne.*

On verra plus loin comment la syphilis, la scrofule, l'herpétisme et l'uricémie conduisent à ce néoplasme.

Les pathologistes sont singulièrement divisés quand il s'agit de l'étiologie générale de la tuberculose. Les uns n'ont tenu compte que de la diathèse ; à ce groupe appartiennent les spécificistes. Les autres attribuent la tuberculose exclusivement aux causes débitantes ; ce sont les Browniens. Les Broussaisiens, non moins exclusifs, n'admettent que les causes externes et rapportent la tuberculose à l'irritation. D'autres enfin sont généralisateurs, c'est-à-dire admettent la multiplicité ou plutôt la généralité des causes. M. Pidoux est de ce nombre.

« Le point sur lequel j'insiste, dit cet éminent observateur, » comme j'ai insisté sur l'universalité géographique de la » phthisie, c'est celui de son universalité étiologique. Elle » est telle, qu'il n'est pas de cause occasionnelle de quelque » intensité ou de quelque durée qui ne puisse déterminer » cette maladie. Une diathèse est quelquefois nécessaire pour » expliquer le développement de la maladie, tandis que dans » *une multitude d'autres cas*, ceux, par exemple, des phthisies accidentelles, une simple prédisposition passagère » paraît suffire..... Nous avons devant nous une échelle » étiologique immense. La doctrine doit s'élargir en proportion, sous peine d'être systématique et dangereuse. Il faut » qu'elle embrasse l'hérédité et la spontéparité, la diathèse » et l'accidentalité, les causes spéciales et les causes banales, » la contagiosité ou plutôt la transmissibilité dans des circonstances très définies, mais bien plus encore, et comme » règle très générale, l'incontagiosité. Il le faut d'autant

» plus, que tout se peut et se doit concilier sans le moindre » éclectisme ou le moindre scepticisme, et bien au contraire, » en assurant à la phthisie sa véritable nature et son unité. » (*Op. cit.*, p. 87 et 89.) »

Le cadre étiologique de la tuberculose est en réalité aussi vaste que notre savant confrère l'a tracé ; mais il y a une remarque importante à faire, au point de vue de la question des diathèses, c'est que, d'après M. Pidoux, l'accidentalité joue un rôle bien plus considérable que la diathèse dans la production de la tuberculose.

§ VI.

Comparaison du tubercule et du cancer. — Comme la tuberculose, la carcinose a pour caractères essentiels la formation d'un produit morbide unique et la tendance à envahir des tissus de nature différente. — Le cancer est aussi une néoplasie maligne à laquelle peuvent conduire l'herpétisme, le scrofule et la syphilis. — La carcinose est accidentelle ou diathésique.

Bien que la différence qui existe entre les granulations tuberculeuses et les granulations cancéreuses paraisse insignifiante de prime abord, elle n'en a pas moins une grande importance, parce qu'elle indique pourquoi les premières sont des néoplasies misérables, tandis que les secondes ont une force de végétation excessive. En effet, l'atrophie de la cellule tuberculeuse, l'aspect granuleux, pâle, opaque, jaunâtre même des noyaux, sont les caractéristiques d'un élément organique qui ne peut ni vivre ni progresser. Dans la cellule cancéreuse, au contraire, on trouve toutes les conditions que présentent les éléments à végétation luxuriante, ainsi le volume considérable de la cellule multinucléée, le développement, l'homogénéité et la transparence des noyaux.

Comment donc la force végétative se manifeste-t-elle dans les cellules cancéreuses? Ou la cellule se subdivise, ou elle est détruite rapidement, de manière que des cellules nouvelles se forment autour de chaque noyau, ou enfin les noyaux se transforment en cellules nouvelles, par suite d'un travail d'hypertrophie. C'est ainsi que les tumeurs cancéreuses s'accroissent par une sorte d'intussusception. L'accroissement par juxtaposition consiste dans l'envahissement de nouveaux tissus sur les confins de la tumeur.

M. Pidoux avait donc bien raison de dire que le cancer a une vie locale aussi intense que celle du tubercule est misérable; que l'un est organisé, vasculaire, horriblement sensible, tandis que l'autre, espèce de pus constitutionnel et organique, n'a aucun élément d'accroissement, et n'a juste assez de vie que pour mourir et infecter; que l'activité morbide du cancer est bien plus en lui qu'autour de lui, et que le contraire a lieu pour le tubercule. En un mot, selon M. Pidoux, le cancer est placé au point le plus élevé de l'échelle des néoplasies ou des maladies chroniques, et le tubercule au point le plus bas de cette échelle. (*Op. cit.*, p. 139 et 140.)

Il y a peu de maladies qui présentent des productions pathologiques plus variées, au premier coup d'œil, que le cancer. Mais, de même qu'il n'y a qu'un pus et un tubercule, il n'y a qu'un cancer, c'est-à-dire que toutes les variétés anatomiques du cancer, qui constituent elles-mêmes autant de variétés de la carcinose, doivent être ramenées au type élémentaire, à la production essentiellement caractéristique de la maladie, la granulation cancéreuse.

Si la composition histologique des tumeurs cancéreuses est infiniment plus complexe que celle des masses tuberculeuses, cela tient à ce que plusieurs éléments concourent simultanément à leur formation, ainsi les cellules épithéliales et plasmatiques. Pendant que l'une ou l'autre espèce de ces cellules, ou toutes les deux à la fois, revêtent graduellement les caractères des cellules cancéreuses, d'autres tendent à s'organiser en tissu fibro-celluleux, qui habituellement demeure à l'état embryonnaire et constitue la trame de la tumeur conjointement avec le tissu connectif normal de la région.

On conçoit que la variété des tissus où le cancer se forme imprime à cette néoplasie morbide des différences extrêmement variables. Ainsi qu'y a-t-il d'étonnant à ce que l'encéphaloïde ne ressemble ni au cancer fibro-plastique, ni au cancer chondroïde, ni à ceux qui doivent leur apparence spéciale à l'addition d'éléments accessoires, tels que le colloïde, le mélanique, etc., ou à une diposition particulière des éléments, comme le cancer hétéradénique et le cancer villeux ? Mais la cellule cancéreuse est le dernier terme de l'analyse histologique de ces tumeurs évoluées, de même qu'elle est le premier terme de leur évolution.

Parce qu'il y a des tumeurs cancéreuses dans lesquelles on ne trouve guère que de petites cellules ou des noyaux peu volumineux, par exemple certains cancers encéphaloïdes et le fibro-plastique, doit-on conclure de là que le néoplasme essentiellement caractéristique de la maladie peut manquer quelquefois ? Certainement non, car la force de végétation a des degrés divers et peut s'affaiblir dans le cancer comme dans toutes les autres néoplasies vivaces et progressives ; alors les cellules se ratatinent, s'atrophient, et les noyaux sont peu volumineux. Quelquefois même elles meurent et se transforment, d'où la dégénérescence graisseuse et crétacée de certaines portions du tissu. Voilà pour les encéphaloïdes à néoplasies languissantes, lesquelles tendent à se rapprocher du tubercule. Quant au cancer fibroïde, il ne faut pas oublier qu'il est constitué par des éléments de tissu conjonctif embryonnaire à un état de développement plus ou moins imparfait. On y trouve, du reste, les néoplasies caractéristiques de la nature cancéreuse des tumeurs, c'est-à-dire des cellules fibro-plastiques arrondies, ovoïdes ou fusiformes, et des noyaux fibro-plastiques libres.

On peut donc appliquer à la carcinose ce qui a été dit de

la tuberculose : « *La granulation cancéreuse, c'est la maladie elle-même..... Rien, sous le rapport des productions morbides, n'étant avant elle, elle est tout.* »

La malignité du cancer, en tant que néoplasme destructeur et infectant, est un fait clinique vulgaire ; je me bornerai donc à le rappeler.

Je n'en dirai pas autant de l'accidentalité de cette maladie, en d'autres termes de son évolution en dehors de toute diathèse, car les cliniciens sont divisés sur ce point. Mais il y a, ce me semble, une objection bien simple à faire aux partisans exclusifs de la diathèse, c'est que bien des tumeurs cancéreuses ne se sont pas reproduites après une ou deux opérations chirurgicales. Et d'ailleurs, s'il en était autrement ; si, par suite d'une diathèse fatalement admise, la récidive était, pour les cancéreux, une épée de Damoclès dont le fil devrait inévitablement se rompre, à quoi bon alors le couteau du chirurgien ? Je crois, au contraire, que la carcinose indépendante des maladies qui peuvent l'engendrer, l'herpétisme, par exemple, limiterait souvent son action aux tissus dans lesquels elle a pris naissance, si le chirurgien pouvait intervenir, et surtout à temps.

N'est-il pas prouvé, en effet, que des violences extérieures, coups, contusions, frottements réitérés, etc., amènent quelquefois la dégénérescence cancéreuse d'un tissu, exemple le cancer des fumeurs ? Ne sait-on pas aussi que le testicule arrêté dans le trajet inguinal devient assez facilement cancéreux ? Or, cette disposition tient évidemment à ce que le testicule se trouve ainsi exposé aux contusions et aux frottements. On objectera certainement que les violences extérieures sont des causes purement déterminantes, qui appellent et concentrent l'action de la diathèse sur un point déterminé. Mais pourquoi n'admettrait-on pas l'existence d'une diathèse partielle, locale, aussi bien pour le cancer que pour les kystes sébacés, les lipomes, les athéromes, etc. ?

L'observation des faits et la logique nous forcent donc à reconnaître que l'accidentalité joue un rôle aussi important dans la production de la carcinose que dans celle de la tuberculose.

Personne ne conteste aujourd'hui que l'herpétisme ne puisse aboutir au cancer. J'examinerai plus loin s'il en est de même de la scrofule et de la syphilis.

§ VII.

Le diabète ne doit pas être localisé dans un seul organe. — Unicité de son produit morbide. — Peut-il être partiel comme la tuberculose et la carcinose? — Glycosurie simple et glycosurie diabétique. — La syphilis, la scrofule, l'herpétisme et l'uricémie peuvent-ils produire le diabète?

Il faudrait classer le diabète parmi les maladies locales, si le foie était le foyer actif, unique de cette maladie, comme l'a prétendu Cl. Bernard. Mais des découvertes importantes ont miné la théorie de l'illustre physiologiste. D'abord Rouger a démontré que la matière glycogène, qu'il nomme zoamyline, n'appartient pas exclusivement au foie, et qu'elle est au contraire abondamment répandue dans l'organisme. Ensuite les recherches de Meissner, Jœger et Schiff ont prouvé la réalité de ce fait capital découvert par Pavy : en l'état physiologique, le foie ne fait pas de sucre ; il fixe et renferme en abondance la matière glycogène, mais la transformation de cette matière en sucre est un phénomène ou pathologique ou cadavérique. On ne peut donc attribuer le diabète à l'exagération d'une opération physiologique qui n'existe pas.

Toutefois la théorie hépatique du diabète a été reproduite par Schiff, avec cette modification que le foie joue un rôle passif et non actif dans la production du sucre. L'habile expérimentateur admet, avec Pavy, la nécessité d'un ferment pour que la transformation de la matière glycogène en sucre puisse s'opérer, et c'est l'arrêt ou le ralentissement, soit partiel, soit général, du sang qui est, en tout cas, la cause du développement du ferment diabétique. Alors le foie chargé de glycogène recevant, au lieu d'un sang normal, un sang altéré par ce ferment, s'imprègne passivement de sucre qui est entraîné dans la circulation générale et dans l'urine.

Que d'objections ne pourrait-on pas faire à cette interprétation! Je me bornerai à la suivante: du moment que la matière glycogène et le ferment diastatique suffisent pour faire le sucre, il est évident que la formation aura lieu partout où ces deux conditions seront réalisées, c'est-à-dire dans tous les tissus à zoamyline. Donc il ne convient pas de localiser uniquement dans le foie cette opération morbide.

Il serait aussi inutile que fastidieux de passer en revue les autres théories qui concernent le diabète (théorie gastrique, ébauchée par Rollo et développée par Bouchardat; théorie de la destruction incomplète du sucre dans le sang, par suite d'une insuffisance de l'oxydation ; théorie de l'acidité imaginée par Mialhe, et d'après laquelle l'alcalinité du sang serait moindre ou nulle). Toutes ces théories ont fait leur temps; je veux dire par là que les découvertes de la science ont prouvé qu'elles n'étaient pas plus solidement assises les unes que les autres.

M. Jaccoud, auteur de travaux remarquables sur le diabète, a émis une opinion qui me paraît rigoureusement conforme aux données de la physiologie et de la clinique.

D'après ce savant pathologiste, le diabète est une maladie de la nutrition, une *dystrophie,* consistant dans la transformation sucrée, dans la désassimilation des tissus à glycogène. Cette transformation, étrangère à l'état physiologique, se développe la plupart du temps sans cause appréciable; l'expérimentation tend à établir qu'elle peut être le résultat de la production d'un ferment dans le sang. Ce premier trouble a pour conséquence la disparition de la graisse, dont la combustion compense dans une certaine mesure la perte en sucre ; enfin, dans ce milieu organique anormalement sucré, l'évolution des matières azotées est elle-même troublée, et les pertes en urée, l'amaigrissement, la consomption, révèlent la dystrophie, la dénutrition des tissus albuminoïdes. Partielle d'abord, l'aberration de la nutrition est alors totale. (*Nouveau Dictionnaire de médec. et de chirurg. pratiques*, t. XI, p. 315.)

Un fait capital découle de cette théorie : c'est la généralisation du diabète dans l'organisme. Dira-t-on que cette généralisation n'entraîne pas la variété de siége anatomique, parce qu'il n'y a que les tissus à zoamyline qui soient atteints ? Une pareille objection ne serait qu'une querelle de mots, car tous les tissus à glycogène n'ont pas la même constitution anatomique. Elle s'appliquerait, d'ailleurs, aussi bien à la tuberculose qu'au diabète, puisque le tubercule (excepté la variété caséeuse) naît d'une seule espèce de tissus, les conjonctifs. C'est dans les tissus épithéliaux, équivalents des tissus conjonctifs, que se forment aussi les équivalents pathologiques du tubercule, c'est-à-dire les productions de matière caséeuse.

L'analogie entre le diabète, la tuberculose et la carcinose, au point de vue de la généralisation de ces maladies, est donc incontestable. Un autre caractère, le plus important, la complète : c'est l'unicité du produit morbide.

M. Jaccoud a établi entre la glycosurie simple et la diabétique une différence fondamentale qui les sépare complètement sous le rapport pathogénique. Ainsi la première serait le résultat de l'absorption d'une trop grande quantité de sucre dans l'intestin ou du défaut de transformation du sucre en glycose. Je n'ai rien à objecter à cette manière d'envisager la glycosurie simple ; mais je ne vois pas pourquoi on refuserait d'admettre que le diabète puisse être partiel, limité, dans certains cas, surtout au début de la maladie, à une seule espèce ou à quelques espèces seulement de tissus à zoamyline. Ne serait-ce pas de cette façon que l'on devrait expliquer l'invasion ordinairement lente et le développement graduel de la maladie, les irrégularités qu'elle présente dans sa marche, ses intermittences, son alternance avec des accès de goutte, etc., sans avoir recours, dans tous les cas, à la distinction peut-être un peu subtile et forcée du diabète et du symptôme glycosurie ?

Il me reste à parler des rapports du diabète avec la syphilis, la scrofule, l'herpétisme et l'uricémie.

Deux observations de Dub montrent l'apparition du diabète dans le cours de la syphilis ; les malades ont guéri sous l'influence d'un traitement spécifique. (Jaccoud.)

Je ne connais jusqu'à présent aucun fait bien authentique qui prouve que le diabète peut être une manifestation de la scrofule.

Quant à l'influence de l'herpétisme et de l'uricémie sur la production de cette maladie, voici ce que j'en ai dit dans mon traité de l'HERPÉTISME (p. 349) :

« Dès l'année 1772, Poupart avait signalé un rapport de causalité entre la dartre et le diabète. (*Traité des dartres*, p. 99.) Cependant je ne crois pas que, depuis cette époque, aucun auteur ait assigné une place à l'herpétisme dans l'étiologie de cette affection. Pour moi, je n'ai recueilli jusqu'à ce jour aucun fait que je puisse invoquer à l'appui de l'assertion de Poupart, ce qui tient certainement à ce qu'on a l'habitude de détourner les diabètes des stations sulfureuses, sans que cette pratique repose sur des raisons valables. Néanmoins je ne dois pas hésiter à placer le diabète au nombre des manifestations de l'herpétisme, à cause de son affinité avec l'uricémie.

» Signalée déjà par Stosch (de Berlin), Hermann, Prout, Roger, etc., la connexion intime du diabète et de l'uricémie a été établie surtout par les recherches de Marchal de Calvi et Charcot. Mais prouve-t-elle que l'uricémie soit réellement la cause de certains diabètes ? En aucune façon, d'après plusieurs pathologistes, parmi lesquels je citerai particulièrement M. Durand-Fardel, qui s'exprime ainsi : « On » n'a pas encore démontré la présence de l'acide urique en » excès ni dans le sang ni dans l'urine des diabétiques.

» L'observation clinique ne permet pas davantage de soute-
» nir que le diabète offre aucune relation commune avec la
» gravelle urique ni avec la goutte. Je déclare que, pour
» mon compte, j'opposerais une dénégation formelle à une
» telle assertion. Que la diathèse urique et le diabète ne
» s'excluent pas, voilà tout ce qu'on peut conclure de l'obser-
» vation. Les premiers exemples d'un semblable rapproche-
» ment avaient étonné les observateurs. Ces exemples se
» sont multipliés naturellement, puisque l'observation du
» diabète s'est elle-même multipliée à un haut point ; mais
» ces combinaisons de la diathèse urique et de la diathèse
» glycosurique ne peuvent en rien porter à admettre l'iden-
» tification du diabète avec la gravelle urique, la goutte et
» le rhumatisme, qui vient compliquer encore ce mélange
» disparate. En réalité, le seul argument de fait que l'on
» saisisse en faveur de cette théorie, c'est la ressemblance
» de constitution qui existerait entre les diabétiques et
» les goutteux ; mais cela ne suffit pas. Il faut considé-
» rer encore que si la théorie de Marchal de Calvi était
» exacte, les faits qu'il invoque devraient offrir la rigueur
» de faits d'ordre purement cliniques, et que si le diabète
» pouvait exister en dehors de la diathèse urique, celle-ci
» ne saurait exister isolée du diabète ; en un mot, que tous
» les goutteux et tous les graveleux seraient nécessairement
» ou presque nécessairement glycosuriques. (*Maladies chro-*
» *niques*, t. I, p. 165.) »

« De pareilles objections me surprennent de la part d'un praticien aussi éclairé et aussi logique que M. Durand-Fardel. Notre éminent confrère, qui affirme que le diabète n'a aucune relation commune avec la gravelle urique ni avec la goutte, n'ignore pas cependant que ces affections alternent quelquefois, à ce point que Cl. Bernard a admis une forme de diabète qu'il appelle *alternant* et qui, comme son nom l'indique, peut alterner avec des accès de goutte. S'il était vrai que, par suite d'une relation intime du diabète avec la diathèse urique, tous les goutteux dussent-être nécessairement ou presque nécessairement glycosuriques, par la même raison ils doivent être tous dartreux, asthmatiques, dyspeptiques, etc., attendu que les affections cutanées, l'asthme, la dyspepsie, etc., sont rangés par M. Durand-Fardel lui-même, sous le nom de *formes anomales* de la goutte, parmi les manifestations de cette maladie. »

Depuis la publication de l'ouvrage où j'ai émis ces réflexions, j'ai acquis la certitude que l'uricémie peut produire le diabète directement et indirectement, c'est-à-dire chez le même individu ou par voie d'hérédité.

On verra plus loin, quand je parlerai des maladies constitutionnelles, que je considère l'acide urique comme le ferment diastatique qui transforme la matière glycogène en sucre.

§ VIII.

Mutations pathologiques : mutations générales et partielles, directes et indirectes. — Réfutation de la doctrine de M. Pidoux sur les régressions morbides : cette doctrine est en opposition formelle avec les lois de la nature et les faits cliniques. — La régression doit avoir lieu dans un sens opposé a celui imaginé par M. Pidoux.

Les mutations pathologiques sont générales ou partielles, directes ou indirectes. Je vais expliquer cette proposition par des exemples.

Voici un malade jeune encore, extrêmement névropathe, dont les souffrances sont mobiles et variées, émanant tantôt des cordons nerveux de la sensibilité, tantôt du système nerveux central, où elles produisent ces phénomènes complexes et bizarres qui constituent la singulière maladie désignée sous le nom aussi vague que commode d'hypochondrie, de névropathie générale. Ce malade fournit les renseignements suivants : son père paraît de bonne santé, mais sa mère a eu des scrofules, dont elle porte encore des traces indélébiles. Un frère est asthmatique; un autre est mort phthisique. Le malade se rappelle avoir eu lui-même des dartres volantes jusqu'à l'âge de quinze ans. A partir de cette époque, il contracta facilement des rhumes. Cette disposition catharrale se passa, mais en même temps un eczéma apparut au scrotum. Depuis que cet eczéma a été guéri par une pommade, des névralgies se sont déclarées, tantôt intercostales, tantôt faciales; puis la digestion est devenue pénible, et enfin le nervosisme se développa peu à peu. Actuellement la peau est sèche, un peu rugueuse, mais sans trace d'éruption ; il n'y a que de rares pellicules dans la barbe et dans les cheveux. Un vésicatoire appliqué au bras du malade fait apparaître un eczéma périphérique qui produit un soulagement immédiat.

Ce cas résume presque tous les modes de mutation pathologique.

Nous voyons d'abord une femme scrofuleuse engendrer un herpétique. C'est une mutation générale et indirecte. Je l'appelle ainsi parce qu'elle a lieu par la voie héréditaire.

Chez les deux frères du malade, au contraire, la mutation, tout en étant indirecte aussi, n'est que partielle, puisque l'un a de l'asthme et l'autre une phthisie pulmonaire. Il est bien entendu que je suppose qu'ils n'ont pas présenté d'autres phénomènes morbides de même origine.

Revenons à notre malade. Chez lui nous remarquons, indépendamment d'une mutation générale et indirecte, une série de métamorphoses directes et partielles, c'est-à-dire la succession et l'alternance d'effets d'une même cause, de symptômes différents d'une même maladie: ce sont des dartres d'abord, puis une susceptibilité catarrhale, puis un eczéma, puis une névralgie, de la dyspepsie, le nervosisme, enfin une nouvelle dartre provoquée par un vésicatoire et dont l'apparition fut suivie d'un soulagement immédiat.

On a désigné, sous le nom parfaitement approprié de *maladies à bascule*, celles qui présentent cette série de déterminations morbides se succédant à des intervalles plus ou moins rapprochés et s'annihilant pour ainsi dire les unes les autres.

Prenons un autre exemple. Il s'agit d'un homme d'une cinquantaine d'années, fort et bien constitué, qui a eu des chancres, des engorgements ganglionnaires et des plaques muqueuses à l'âge de vingt ans. Ces accidents ont disparu promptement sous l'influence d'un traitement approprié et ne se sont plus reproduits. Le malade s'est marié après un traitement thermal qui confirma la guérison, et a eu des enfants chez lesquels on n'a jamais remarqué la moindre manifestation syphilitique. Mais peu de temps après la guérison des accidents vénériens, il fut exposé à de fréquentes éruptions de prurigo et à des douleurs musculaires erratiques. A quarante ans, il eût une névralgie intense et rebelle. Aujourd'hui il a du pityriasis capitis, des vestiges de psoriasis palmaire, des granulations à la gorge et des hémorrhoïdes. De plus, il tousse souvent. L'auscultation révèle l'existence d'un léger emphysème pulmonaire.

Cet homme est manifestement herpétique, et comme ses antécédents héréditaires ne fournissent aucune indication sur la possibilité de la transmission de cette maladie soit par similitude, soit par métamorphose d'un autre état pathologique, on est conduit à admettre que chez lui la syphilis a fait place à l'herpétisme. Voilà un exemple de mutation directe et générale.

Cette transformation de la syphilis en herpétisme chez le même individu est un problème clinique hérissé de difficultés et digne, à tous les points de vue, de l'attention des observateurs. Combien de médecins, en effet, sont disposés à ne voir que des expressions de la vérole dans un grand nombre de déterminations véritablement herpétiques, parce que les personnes qui les présentent ont eu la syphilis ! Que de malades sans cesse poursuivis par la pensée qu'ils sont toujours sous l'empire de la vérole, parce qu'ils l'ont eue, même légère, à une époque plus ou moins éloignée, et parce que des lésions, le plus ordinairement bénignes, apparaissent de temps en temps soit à la peau, soit sur les muqueuses, soit à la langue! Joignons à cela une tendance aux aberrations nerveuses, expressions si fréquentes de l'herpétisme, et qui sont pour les malades un prisme trompeur, grossissant et dénaturant tout ce qu'ils voient au travers. Aussi ces malheureux ont-ils sans cesse à leur côté le spectre de la vérole. Malheureuse illusion contre laquelle viennent échouer trop souvent les efforts du médecin!

Pour moi, j'ai la conviction intime que la syphilis peut se transformer en herpétisme chez le même individu. C'est donc au praticien à utiliser toutes les ressources de son intelligence et de son savoir pour acquérir une certitude et la faire partager à son malade, ou mieux encore pour le guérir.

La scrofule est-elle susceptible d'une pareille métamorphose? J'en suis encore convaincu, et les médecins mêmes qui se sont le moins occupés de la filiation des maladies chroniques ne seront peut-être pas éloignés de partager ma conviction, s'ils considèrent que la constitution scrofuleuse se modifie avec l'âge; qu'une fois la puberté dépassée, la scrofule perd incessamment de sa virtualité, et que ses manifestations tendent à s'éteindre. Il y a sans doute des exceptions; mais elles n'infirment point la règle générale. Pour ma part, j'ai vu des herpétiques qui avaient été scrofuleux dans leur enfance ou leur jeunesse; des traces indélébiles de la maladie le prouvaient suffisamment.

Il n'est pas nécessaire de dire que si la syphilis et la scrofule peuvent se transformer directement en herpétisme, la réciproque n'a jamais lieu.

Concluons de ce qui précède : qu'il y a mutation directe et générale quand une maladie à manifestations et à produits multiples se transforme chez un individu en une maladie du même ordre; telle est la métamorphose de la syphilis et de la scrofule en herpétisme;

Que la mutation est indirecte et générale, quand elle a lieu entre les maladies précédentes par la voie héréditaire, soit à la première, soit à la seconde, voire même à la troisième génération, ainsi la métamorphose de la syphilis en scrofule ou en herpétisme, et la métamorphose réciproque de ces deux dernières maladies;

Que les mutations partielles et directes consistent dans la succession ou l'alternance d'une série de déterminations morbides propres à certaines maladies et siégeant sur des systèmes organiques différents ;

Que la mutation partielle et indirecte résulte de la transformation par la voie héréditaire d'une maladie à manifestations et à produits multiples en une des déterminations propres à ces maladies, par exemple la transformation de la syphilis, de la scrofule et de l'herpétisme en asthme, phthisie pulmonaire, cancer, etc. Nous verrons tout à l'heure si la réciproque existe, et si une seule manifestation peut en engendrer une autre, par exemple la filiation de la tuberculose par le cancer, et *vice versâ*.

Une conséquence capitale découle de cette doctrine : c'est que les mutations partielles et directes, telles que je viens de les définir, ne peuvent avoir lieu que dans les maladies à manifestations et à produits multiples. Voilà encore une différence qui sépare radicalement la syphilis, la scrofule et l'herpétisme des autres maladies diathésiques dont il a été question dans les paragraphes précédents. Ainsi le rhumatisme peut être articulaire, cardiaque, pleurétique, cérébral et cérébro-spiral, mais il n'y a pas de rhumatisme cutané, muqueux, osseux, etc. Les manifestations diverses de cette maladie consistent en migrations sur une seule espèce de tissus, et non en véritables mutations.

De même, les mutations partielles et directes n'existent pas dans les maladies à produit morbide unique, la tuberculose et la carcinose. Personne assurément n'a vu et ne verra les tubercules ou le cancer quitter un système organique pour se porter sur un autre.

Les mutations directes et partielles cessent aussi entre les déterminations ultimes des maladies à effets et à produits multiples ; ainsi le cancer ne se métamorphose pas en tubercules, et réciproquement, chez un herpétique. Toutefois, Paget a rapporté un cas singulier qui semble faire exception : il s'agit d'un squirrhe dont la guérison presque complète coïncida avec l'évolution de tubercules pulmonaires. Mais ce fait est tellement insolite qu'il ne suffit pas pour détruire la règle.

Il n'est pas rare de voir un arthritique (j'appelle ainsi tout individu disposé à des déterminations articulaires, telles que le rhumatisme, l'arthralgie, l'arthrite urique ou noueuse), un asthmatique, un catarrheux, un névropathe, etc., engendrer un herpétique, un scrofuleux, un tuberculeux, un cancéreux, etc. Ce sont des mutations partielles et indirectes, attendu que dans ces différents cas, les affections initiales, c'est-à-dire transformées, n'étaient elles-mêmes que des localisations prédominantes d'autres maladies, de celles-là même qu'elles reproduisent en totalité ou en partie, la scrofule et l'herpétisme.

La tuberculose et la carcinose peuvent-elles s'engendrer réciproquement, dériver l'une de l'autre par voie indirecte, en un mot par l'hérédité ? Peuvent-elles aussi reproduire de la même façon les états morbides dont elles sont la dernière expression symptomatique, ou, pour parler le langage que j'ai adopté, peuvent-elles entrer dans la catégorie des mutations partielles et indirectes ? Ces deux questions m'amènent à l'examen de la doctrine de M. Pidoux sur les régressions pathologiques.

Laissons parler l'auteur :

« Je nomme maladies chroniques capitales ou initiales,
» celles qui ne descendent d'aucune autre par voie de dégé-
» nération, et dont, au contraire, l'usure et la transformation
» rétrograde peuvent donner lieu à des maladies chroniques,
» les unes intermédiaires, généralement vagues et mal dé-
» finies, qui peuvent conduire à d'autres moins vagues et
» mieux définies que j'appelle maladies chroniques ultimes.

» Le rhumatisme et la goutte, deux divisions tranchées de

» l'arthritisme ; puis la scrofule et la syphilis, forment à elles » seules les maladies chroniques initiales.

» L'herpétisme forme la classe des maladies mixtes ou in» termédiaires. Cette classe est d'une innombrable multipli» cité de siége et de formes, depuis les phlegmasies jusqu'aux » névroses, soit séparées, soit associées entre elles dans les » proportions les plus variées et les plus infinies.

» Les maladies chroniques ultimes renferment les maladies » et les hétéroplasies organiques proprement dites ; puis les » névroses graves, qui sont presque toujours dues à des alté» rations régressives profondes des centres nerveux. Il est » inutile de dire que la phthisie fait partie des maladies chro» niques ultimes. (*Op. cit.*, p. 152.) »

Pour compléter le système de M. Pidoux, je dois ajouter que les maladies intermédiaires et, *à fortiori*, les maladies ultimes ne régressent jamais vers leur point de départ ; par conséquent un herpétique ne peut plus engendrer un rhumatisant, un goutteux, un scrofuleux. De même la filiation de l'herpétisme et du cancer par la tuberculose est impossible.

Cette doctrine découvre un horizon bien sombre : l'extinction inévitable et rapide de l'espèce humaine, puisque le tubercule est le dernier terme de la dégradation organique, et que la phthisie est la plus commune, la plus universelle des maladies, d'après M. Pidoux lui-même. Mais rassurons-nous ; la loi de ces régressions fatales n'est point dans la nature. Elle n'y est pas plus pour le métissage, la dégénération pathologique, que pour l'hybridité, la dégénération physiologique. Je dirai même qu'à ce point de vue, la doctrine du célèbre médecin des Eaux-Bonnes est en opposition formelle avec les lois de la nature.

N'est-ce pas, en effet, une notion vulgaire en histoire naturelle, que les espèces hybrides, dégénérées, se perfectionnent quand elles se reproduisent, et tendent ainsi à retourner à leur type primitif. En botanique, M. Naudin a établi, par des expériences concluantes, que la descendance d'un hybride, loin de rester constante ou de dégénérer encore, se compose d'individus qui se rapprochent de plus en plus, les uns de la mère, les autres du père et qui, au bout d'un petit nombre de générations, se fondent ainsi dans l'un des types qu'avait unis, à l'origine, la fécondation croisée, ou dans les deux. Il en est de même en zoologie.

Ainsi, la nature a imposé une limite à la dégénérescence des espèces, soit en arrêtant la propagation des variétés abâtardies, soit en limitant leur pouvoir générateur de telle sorte qu'elles ne puissent se reproduire qu'en retournant au type primitif.

Pourquoi donc le pathologiste, au lieu de s'égarer dans des régions fantastiques, ne suivrait-il pas la voie féconde que l'observation des phénomènes naturels lui a tracée ? Pourquoi chercherait-il à substituer une conception plus ou moins ingénieuse de son cerveau, quelque puissant qu'il soit, aux lois si simples et si sages de la nature ? Quoi de plus rationnel pourtant, de plus philosophique, de plus conforme à ce qui se passe tous les jours sous nos yeux dans le monde des plantes et des animaux, que d'admettre, pour la descendance des phthisiques, une tendance naturelle à revenir au type primitif d'où elle est sortie, par exemple à l'herpétisme ou à la scrofule ? Si la loi qui préside aux phénomènes physiologiques de la régénération des espèces végétales et animales abâtardies est applicable à la pathologie, voici ce qui doit arriver : de l'association d'un blastème tuberculeux, *ultima ratio* de la dégénérescence, avec un blastème sain sortira un blastème moins dégradé ; celui-ci produira à son tour un blastème plus riche encore par sa fusion avec un autre blastème sain, et ainsi de suite jusqu'à la régénération de l'individu.

Sans doute les choses sont bien loin de se passer ainsi dans la pratique ; mais n'est-ce pas à la violation des règles les plus élémentaires de l'hygiène et aux erreurs sociales qu'il faut s'en prendre ? L'espèce pourra-t-elle jamais se régénérer, quand on verra la syphilis, la scrofule et l'herpétisme conduire la tuberculose à l'autel ? Quel produit peut-il sortir de deux organismes étiolés à vingt ans ?

On le voit, d'après ce système basé sur l'observation des

phénomènes naturels, les régressions pathologiques doivent s'opérer dans un sens opposé à celui imaginé par M. Pidoux. Cette doctrine est aussi consolante que l'autre est désespérante, et quel champ fertile n'ouvre-t-elle pas à la médecine, à l'hygiène, à la science sociale!

Mais ces déductions, quoique tirées des lois naturelles, pourraient encourir le reproche d'être spéculatives, si la clinique ne venait en prouver la parfaite exactitude.

J'ai vu certainement moins de phthisiques que mon éminent collègue des Eaux-Bonnes ; toutefois, Cauterets en reçoit chaque année un assez grand nombre, pour qu'il m'ait été possible, pendant onze ans de pratique dans cette station thermale, d'arriver à des convictions profondes basées sur une observation attentive.

Comme M. Pidoux, j'ai consulté scrupuleusement la généalogie pathologique des familles, et j'y ai puisé des renseignements d'une rigoureuse exactitude qui contredisent absolument son système.

Déjà, en 1866, au congrès médical de Bordeaux, j'ai combattu ce système les faits à la main ; j'ai prouvé, par une série d'observations concluantes, que si l'herpétisme engendre la tuberculose, réciproquement la tuberculose produit l'herpétisme par voie d'héridité, et que dès lors ces deux maladies sont initiales par rapport l'une à l'autre. Depuis cette époque, j'ai augmenté considérablement le nombre des pièces à conviction.

Non, la tuberculose n'est point la limite extrême, fatale, imposée par la nature aux transformations pathologiques.

D'ailleurs, la clinique contredit la doctrine de M. Pidoux aussi bien pour les maladies chroniques qu'il appelle intermédiaires que pour les maladies ultimes. Ainsi en 1868, lors d'une discussion mémorable qui eut lieu à la Société d'hydrologie médicale de Paris sur le traitement des maladies de la peau par les eaux minérales, je disais à mon honorable collègue: « N'avez-vous jamais constaté, dans votre vaste pratique, qu'un herpétique ait engendré un goutteux ou un rhumatisant? Pour moi, j'ai souvent l'occasion d'observer des faits de ce genre. Alors, d'après votre méthode de déduction, pourquoi l'herpétisme ne serait-il pas un embranchement de l'arthritis? Alors aussi que devient votre théorie du métissage, de la dégénération, de la substitution régressive, puisqu'un herpétique, c'est-à-dire, d'après vous, un arthritique dégénéré, abâtardi, peut reproduire un rhumatisant ou un goutteux?..... »

La réponse n'a point détruit cette objection.

M. Pidoux n'admet pas non plus qu'un phthisique puisse engendrer un cancéreux; il dit, en effet :

« Bien qu'ils soient l'un et l'autre des maladies ultimes, » le cancer et la phthisie ne peuvent pas être mis sur le » même rang. Je l'ai déjà dit, le cancer est moins ultime, » accuse une dégradation organique beaucoup moins avancée » que la phthisie. Il est aussi vivant que la phthisie est » nécrobiotique; je ne reviendrai pas sur ce parallèle. Qu'on » ne s'étonne donc pas si le tubercule est encore un produit » éloigné et héréditaire de la dégénération du cancer : c'est » dans l'ordre. On ne cite pas la filiation inverse, celle du » cancer par la phthisie. (*Op. cit.*, p. 167.) »

Cette dernière assertion se trouve encore en opposition formelle avec l'observation clinique.

A la vérité, la filiation est moins évidente, moins banale, si je puis ainsi dire, que celle de l'herpétisme par la tuberculose; mais elle n'en existe pas moins.

Il y a un fait que je dois signaler: c'est la coïncidence, chez le même sujet, de la tuberculose et de la carcinose, ainsi que le prouvent les observations de Broca, de Rokitanski, de Fuhres, de Concato, etc. Si cette coïncidence est assez rare, cela vient peut-être uniquement, comme l'a dit Broca, de ce que le cancer et le tubercule n'ont pas leur maximum de fréquence aux mêmes âges. Cette particularité n'expliquerait-elle pas aussi pourquoi la filiation de la carcinose par la tuberculose s'observe moins souvent que les autres mutations morbides?

Enfin, je rappellerai le cas cité par Paget, dont j'ai parlé plus haut.

Personne ne prise plus que moi le talent de M. Pidoux ; personne n'appréciera mieux la haute valeur des ses *Études générales et pratiques sur la phthisie* (livre assurément bien digne de la haute distinction dont il a été l'objet à l'Académie de médecine) ; mais je suis obligé de dire que son système des régressions pathologiques, fort ingénieusement échafaudé, du reste, croule devant les faits les plus avérés et les plus authentiquement constatés.

S'il est suffisamment prouvé que l'herpétisme peut aboutir directement au cancer, je ne saurais en dire autant de la syphilis et de la scrofule. Quant à la mutation indirecte de ces deux dernières maladies en carcinose, elle paraît certaine.

§ IX.

Conséquences des considérations qui précèdent. — Il faut restituer au mot diathèse sa signification étymologique.

Ce qui frappe d'abord dans l'esquisse rapide que je viens de faire des principales maladies dites diathésiques, c'est leur dissemblance, la variété de leurs traits. Si quelques-unes, ayant entre elles des affinités incontestables, peuvent être rapportées à un type bien défini, les autres s'en éloignent plus ou moins et constituent autant d'espèces différentes.

Nous voyons groupées dans une même famille des affections purement locales et des affections générales dans toute l'acception du mot, c'est-à-dire qui n'épargnent aucun tissu, aucun système anatomique, et dont les produits, multiples comme les déterminations, varient depuis les hyperplasies simples et normales jusqu'aux néoplasies hétéromorphes et malignes. A côté de ces maladies s'en trouvent d'autres à produit morbide unique essentiellement destructeur et infectant sans transition; celles-ci pouvant engendrer celles-là et réciproquement, tandis que les premières n'ont pas cette puissance de génération par rapport aux autres. D'autres enfin, et les plus graves, sont diathésiques ou accidentelles.

Mais on remarquera surtout que la plupart des maladies considérées comme des diathèses spéciales sont elles-mêmes des expressions symptomatiques d'autres diathèses. N'avons-nous pas vu, par exemple, que le rhumatisme, la tuberculose, la carcinose, etc., figurent parmi les manifestations nombreuses de l'herpétisme? La supposition qu'il y a alors métamorphose complète d'une diathèse dans une autre ne serait ni une objection, ni une explication.

Au surplus, ces expressions de l'herpétisme, en exceptant les cachexies tuberculeuse et cancéreuse, n'existent pas seules le plus ordinairement, et c'est précisément cette coïncidence, cette simultanéité d'un certain nombre de localisations diverses d'une même maladie qui constitue ce qu'on appelle l'antagonisme pathologique, dont je parlerai plus loin.

La réunion disparate et choquante d'entités morbides différentes sous tant de rapports tient au mauvais emploi du mot diathèse, comme je l'ai dit au commencement de ces considérations préliminaires. Du moment où on l'a détourné de sa signification première, étymologique (διαθεσις, *disposition*), pour l'appliquer à certaines maladies, la confusion a commencé, et quelques pathologistes l'ont augmentée encore en considérant comme adéquates l'expression de maladie constitutionnelle et celle de diathèse. En effet, d'après cette façon de voir, il y aurait des maladies constitutionnelles à localisations et à produits morbides multiples, d'autres à siége et à produit uniques, d'autres encore qui seraient en même temps les symptômes d'états pathologiques plus généraux, ainsi la nervosisme et la tuberculose dans l'herpétisme, la scrofule et la syphilis; la goutte, la gravelle et l'obésité dans l'uricémie.

« Il est clair, dit M. Maurice Raynaud, dans son excellent

» article sur les diathèses, que la *prédisposition* et la *disposi-* » *tion* ne sauraient être identiques. La première est toute » passive; c'est une simple réceptivité, tout au plus une » aptitude latente ; la seconde a, au contraire, un caractère » d'activité bien positif, une puissance de production et de » direction ; c'est une tendance parfaitement déterminée » vers un ordre de maux spécial. Or, qu'est-ce que cette » disposition spontanée, sinon la maladie elle-même? (*Op.* » *cit.*, p. 419.) »

Je n'examinerai pas jusqu'à quel point M. Maurice Raynaud a raison de distinguer la *prédisposition* de la *disposition*, et si l'on doit voir là autre chose qu'une dispute de mots; mais je ne puis comprendre, je l'avoue, qu'une aptitude soit une maladie très réelle.

L'esprit s'égare en supposant que de pareilles subtilités existent dans la nature. Il y a des variétés morbides comme il y a des variétés physiologiques, en vertu de certaines dispositions innées ou acquises. Personne certainement ne nie les aptitudes physiques, morales et intellectuelles. De même nous apportons en naissant ou nous acquérons nos aptitudes morbides, que ce soit ou non par suite d'une manière d'être spéciale de notre organisation. Ne pourrait-on pas appliquer à la maladie ces paroles de Massillon : « Nous avons en nous mille dispositions cachées que nous » ne connaissons pas et qui n'attendent que l'occasion pour » paraître. »

Ainsi, des maladies et des aptitudes diverses à contracter ces maladies, telle est la loi qui régit le monde pathologique. Je restitue donc au mot diathèse son sens étymologique et je la définis : « Une disposition particulière de l'organisme, héréditaire ou acquise, à contracter telle ou telle maladie, telle ou telle affection (on verra tout à l'heure ce qu'il faut entendre par affection). »

Il suit de là que l'on peut compter presque autant de diathèses que de maladies. Je dis presque autant, parce que certaines maladies contagieuses doivent être exceptées.

Encore on sait que la facilité avec laquelle s'opère la contagion présente des différences très accentuées.

C'est en vertu de la diathèse qu'il existe des maladies de famille et des maladies à répétition. La cataracte est héréditaire dans certaines familles ; dans d'autres, tous les enfants ou presque tous les enfants meurent d'une même maladie, le croup par exemple. Quel est le médecin qui n'a jamais rencontré dans sa pratique des personnes que le moindre courant d'air enrhume ? D'autres contractent des érysipèles sous l'influence de la cause occasionnelle la plus légère. On voit des individus qui n'ont que des fluxions de poitrine pendant toute leur vie, et que cette singulière disposition semble préserver de toute autre maladie, etc., etc.

J'appliquerai à la diathèse, dans les maladies chroniques, les divisions que j'ai établies pour les mutations : elle est générale ou partielle, directe ou indirecte. Elle est générale quand elle se rapporte à la transmission ou au développement direct d'une maladie *constitutionnelle ;* partielle, quand elle ne concerne que les déterminations de cette maladie.

Que faut-il donc entendre par maladie constitutionnelle? C'est encore à l'analyse des faits qui se passent tous les jours sous nos yeux, aidée de la pathologie expérimentale, que je vais demander la solution de ce problème.

§ X.

Pathogénie de la syphilis. — Le virus syphilitique agit à la manière des zymases.

Dans la syphilis, un agent particulier appelé virus imprègne l'organisme et produit la série d'effets que l'on connaît. Ces effets sont les affections ou déterminations de la maladie. Par conséquent, il y a des affections syphilitiques cutanées, nerveuses, osseuses, viscérales, etc. Je les désigne sous le nom générique de syphilides.

Revenons au principe de la maladie, et voyons comment il agit. Ici tout est mystérieux, il faut le reconnaître. Néanmoins on peut admettre, comme Claude Bernard, que l'action des virus dans l'économie présente les rapports les plus intimes avec ce phénomène que les chimistes connaissent sous le nom de *catalyse (Pathologie expérimentale*, p. 42).

Telle est aussi l'opinion que M. Jeannel a émise dans le *Nouveau Dictionnaire de médecine et de chirurgie pratiques* (T. XIV, p. 604), à propos des zymases (1) :

« Les zymases qui font subir aux aliments albuminoïdes » et amyloïdes les transmutations ou les dédoublements » moléculaires, par suite desquels ils deviennent solubles et » directement assimilables, peuvent être considérés comme » les agents de la nutrition ; mais la théorie peut s'avancer » jusqu'à admettre que les virus, les venins et les miasmes » sont aussi des zymases, qui font subir des transmutations » et des dédoublements moléculaires pathologiques aux com» posés éminemment complexes et instables qui constituent » l'organisme vivant. Les maladies zymotiques ne sont donc » pas nécessairement dues à des parasites, à des fermentations » vraies ; ce sont bien plutôt des catalyses. »

Une autre question non moins intéressante que le mode d'action du virus syphilitique sur les composés organiques est celle qui concerne ses périodes de latence et de rémission. Quoi de moins rare, en effet, que de rencontrer des syphili-

(1) On donne généralement le nom de ferments solubles, non figurés, faux ferments ou de zymases, à certaines substances solubles azotées et oxygénées, formées sous l'influence de la vie, qui possèdent la propriété singulière de déterminer la transformation, le changement d'état moléculaire de quelques composés organiques par leur seule présence et sans l'intervention de leurs éléments. Ces substances particulières ne sont point des êtres vivants, et diffèrent, par conséquent, des véritables ferments, qui vivent, évoluent et se reproduisent. Les principales zymases sont : la diastase qui transforme le sucre de canne en glycose et l'amidon en dextrine et en glycose, la diastase de la levûre, la diastase salivaire et pancréatique, la synaptase ou émulsine, la pancréatine, la pepsine, etc.

tiques qui se croient guéris radicalement, parce qu'ils ont été débarrassés d'accidents primitifs et secondaires par le fait d'un traitement incomplet ou sans traitement, et chez lesquels apparaissent de nouvelles manifestations secondaires, voire même des accidents tertiaires, au bout d'un intervalle de dix ans, vingt ans et même trente ans. Notons que, pendant cette accalmie, la santé des syphilitiques paraît bonne. J'ai vu un exemple frappant de ce sommeil de la maladie chez une femme qui mourut d'accidents vénériens épouvantables à l'âge de quarante-cinq ans. Cette malheureuse femme avait deux fils qui paraissaient exempts de tout accident syphilitique. Le commencement de sa maladie remontait à plus de vingt-sept ans.

Que peut-il donc se passer en pareil cas ? Nous ne saurions supposer que le virus disparaît pour se reproduire ensuite spontanément ; ni qu'il reste isolé, caché dans un coin de l'économie pour se disséminer de nouveau après un temps plus ou moins long. Je ne vois pas ce qui empêcherait d'admettre que le virus syphilitique, une fois absorbé, se comporte de la même façon que d'autres agents morbifiques qui, quoique non virulents, sont considérés aussi comme des zymases, ainsi les miasmes paludéens.

Tout individu placé dans la sphère d'action de ces effluves les absorbe continuellement et avec plus ou moins d'activité. Mais l'organisme réagit sans cesse contre cette imprégnation malfaisante et tend à se débarrasser, par ses voies éliminatrices, de l'agent délétère. De plus, il devient de moins en moins impressionnable à l'action de cet agent par le fait de l'accoutumance. C'est ainsi que l'intoxication passe en quelque sorte dans l'ordre physiologique. Cependant si, par une cause ou une autre, telle qu'un refroidissement, l'équilibre vient à être détruit entre l'absorption et la force d'élimination, le poison manifeste son action par les effets qui lui sont particuliers, c'est-à-dire par la fièvre d'accès. Ce poison prend si bien droit de cité dans l'économie, que l'on voit souvent des personnes qui n'ont rien éprouvé pendant toute la durée de leur séjour au milieu d'un foyer maremmatique, présenter des accidents paludéens longtemps après l'avoir quitté. Ce fait semble prouver que la zymase paludéenne possède une activité propre de génération en vertu de laquelle elle se renouvelle incessamment dans l'organisme où elle a pénétré, et d'où elle sort aussi sans interruption tant que l'équilibre n'est pas rompu.

Pourquoi donc n'en serait-il pas ainsi de la zymase syphilitique? Plusieurs objections se présentent.

D'abord l'assimilation des virus aux zymases exclue chez les premiers la possibilité de leur multiplication et par conséquent de leur reproduction dans l'économie. On sait, en effet, que le catalyseur n'évolue ni ne se multiplie; et que c'est la différence radicale qui sépare les zymases, corps non organisés et non vivants, des ferments vrais, doués de la vie.

Sans aucun doute, si les virus sont des ferments faux, ils ne peuvent évoluer comme les ferments vrais; mais s'ensuit-il qu'ils ne se reproduisent pas? Cette dernière supposition contredirait aussi leur assimilation aux zymases physiologiques, attendu que celles-ci se renouvellent sans cesse, par sécrétion il est vrai; exemples: la pepsine, les diastases salivaire et pancréatique. Il faut donc admettre, pour que la comparaison soit d'une exactitude rigoureuse, que les virus se renouvellent aussi, soit que la reproduction ait lieu au moyen d'une sécrétion spéciale et tout à fait inconnue, soit qu'elle se fasse avec la rénovation incessante des éléments auxquels ils sont unis et dont ils font en quelque sorte partie intégrante (1).

(1) Les relations intimes qui existent entre la splénopathie et les accidents maremmatiques peuvent faire supposer que la rate est le centre de la reproduction de la zymase paludéenne. Cette appréciation ne paraîtra point extraordinaire si l'on réfléchit que, dans la pneumonie contagieuse des bêtes à cornes dont les émanations transportées par l'athmosphère peuvent communiquer la maladie, les poumons sont le siége exclusif de la matière virulente.

On objectera encore que le virus syphilitique, comme les autres virus, s'affaiblit en raison directe de la durée de sa présence dans l'économie. Si cela est incontestable, on ne saurait nier non plus que certaines conditions ne puissent rendre à la syphilis une virulence plus intense, telles que des fatigues immodérées, les révolutions physiologiques qui s'opèrent à ces périodes de la vie qu'on appelle les âges, l'affaiblissement produit par un état morbide accidentel ou par toute autre cause. C'est du moins ce que la pathologie expérimentale et comparée nous indique. Il résulte des recherches de Bouley, qu'en surmenant un cheval atteint de morve chronique, on peut à volonté faire redevenir virulent le jetage qui avait cessé de l'être. (*Recueil vétérinaire*, 1846, p. 16.) D'après Cl. Bernard, la diminution de la force nerveuse constitue une prédisposition aux affections contagieuses et virulentes ; si l'on veut prémunir un animal contre l'action des poisons névrosthéniques, il faut le débiliter, tandis qu'on doit relever ses forces et exalter ses propriétés vitales par tous les moyens possibles, pour le préserver des affections contagieuses. (*Op. cit.*, p. 35 et 37.)

§ XI.

Pathogénie de l'herpétisme. — Les principes excrémentitiels en excès dans le sang sont des agents catalyseurs.

Le *modus agendi* que j'attribue au virus syphilitique dans l'économie me paraît être encore justifié, jusqu'à un certain point, par la pathogénie d'une autre maladie dont je vais parler maintenant et qui nous a présenté déjà une analogie frappante avec la syphilis, sous le rapport de la multiplicité des expressions symptomatiques.

La production d'une quantité exagérée d'acide urique en dehors de toute affection des voies digestives indique une anomalie, un mode particulier de la nutrition, et non pas une véritable *dystrophie*, ainsi que plusieurs pathologistes l'ont avancé. En effet, qui dit dystrophie dit maladie ; or, la formation en excès de l'acide urique n'est pas par elle-même incompatible avec la santé, pourvu toutefois qu'il y ait un rapport constant entre l'expulsion de ce principe excrémentitiel par ses voies naturelles d'élimination et sa production exagérée. Dans le cas contraire, l'acide urique devient la cause d'une foule d'affections variées, au même titre que le virus syphilitique. C'est donc le principe excrémentitiel et non le fait de sa formation en excès qui constitue à proprement parler la maladie; dans ce cas, l'organisme s'empoisonne lui-même.

Quelques pathologistes, parmi lesquels je citerai Garrod, Charcot et Durand-Fardel, avaient entrevu l'action pathogénique de l'acide urique ; mais ce n'était qu'une intuition que mes expériences sont venues élever à la hauteur des vérités pathologiques les mieux établies. J'ai prouvé que l'acide urique, de même que le virus syphilitique, peut exercer son action altérante sur presque tous nos tissus et produire les lésions les plus variées depuis la congestion jusqu'aux dégénérescences organiques et aux néoplasies malignes (1).

(1) Voici les conclusions du mémoire que j'ai présenté à l'Académie de médecine :

L'acide urique administré à des chiens, à la dose de 20 centigrammes au moins et de 4 grammes au plus, en vingt-quatre heures, pendant une période de temps qui a varié depuis un mois jusqu'à deux mois, a occasionné des lésions morbides extrêmement remarquables et susceptibles d'éclairer la pathogénie d'un grand nombre de maladies chroniques.

Plusieurs fois l'alcalinité du sérum du sang a diminué au point que ce dernier paraissait presque neutre. Le microscope et l'analyse chimique y révélèrent la présence de cristaux d'acide urique, d'acide oxalique et d'urate de soude.

Les organes et les tissus sur lesquels l'acide urique a exercé son action sont, par ordre de fréquence : la peau, les muqueuses et leurs glandes, les poumons, les reins, le foie, le pancréas, le cerveau, les glandes lymphatiques, les articulations, la rate, le péricarde et les enveloppes de la moelle épinière, le cœur.

La peau a présenté presque toutes les altérations décrites par les dermatologistes (affections érythémateuses, boutonneuses, vésiculeuses, croûteuses, squameuses).

L'acide oxalique et en général tous les déchets de la nutrition, sans excepter les composés minéraux, agissent de la même manière, à des degrés différents, bien entendu, lorsque l'économie les contient en excès. Cette intoxication spontanée, qui résulte d'une insuffisance des fonctions excrétrices, constitue la maladie connue sous le nom d'*Herpétisme*. L'uri-

Du côté des muqueuses, on a observé une injection plus ou moins forte, rarement le ramollissement. Les muqueuses le plus souvent atteintes sont celles de la bouche, du nez, des yeux et des bronches. Les glandes étaient hypertrophiées et même ulcérées; mais cette dernière lésion a été remarquée surtout dans les glandes en tubes du rectum.

Les lésions pulmonaires sont la congestion et la splénisation avec ou sans foyers apoplectiques, sans parler de la tuberculisation, dont il sera question tout à l'heure.

Les lésions rénales ont varié depuis la simple congestion de la substance corticale jusqu'à celles qui caractérisent la maladie de Bright.

Le foie a été congestionné plusieurs fois, et a présenté une fois la dégénérescence graisseuse.

Dans le pancréas, on a remarqué seulement une injection plus ou moins étendue de la surface.

Il en est de même du cerveau, où l'injection n'occupait que la surface et une petite portion de la substance grise.

La dégénérescence cancéreuse et tuberculeuse s'est produite plusieurs fois dans les glandes lymphatiques. D'autres fois on n'a constaté qu'un simple engorgement de ces glandes.

Du côté des articulations, les seules lésions observées sont l'augmentation de la synovie, une coloration des cartilages beaucoup plus foncée qu'à l'état normal et l'injection de la synoviale. Il n'y a jamais eu de dépôt d'urate de soude.

Les lésions de la rate sont rares et consistent dans une injection légère sur ses bords ou une coloration un peu foncée sur quelques points.

Les enveloppes de la moelle épinière et le péricarde ont été trouvés fortement injectés dans un cas.

Le cœur n'a été altéré aussi qu'une seule fois dans les huit expériences dont ce mémoire contient la relation ; ses parois paraissaient énormes, et l'endocarde avait une couleur ardoisée.

Outre les lésions organiques que je viens d'indiquer, l'acide urique a produit, dans un cas, les symptômes du diabète, des tubercules pulmonaires dans trois cas, un squirrhe ligneux de la peau à la région cervicale, et enfin une épithélioma de la langue.

cémie n'est donc qu'une division de l'herpétisme, la plus importante, il est vrai, parce que l'acide urique a lui-même le rôle le plus considérable parmi les principes excrémentitiels (1).

Ainsi, l'analogie qui existe entre la syphilis et l'herpétisme, d'après la variété de leurs effets, se trouve encore confirmée par ce fait, que, dans l'une et dans l'autre, la cause immédiate, productrice de la maladie, est la viciation du sang par des principes particuliers, provenant de l'extérieur pour la syphilis (virus), et de l'organisme lui-même pour l'herpétisme (matières excrémentitielles).

Les déchets de la nutrition en excès dans l'économie sont-ils aussi des catalyseurs? Cela est possible, probable même, par les raisons suivantes : la plupart de ces principes sont azotés et formés sous l'influence de la vie comme les zymases physiologiques ; et puis il y a des composés minéraux qui, à toutes les températures ou bien à une température déterminée, produisent des dédoublements ou des transmutations moléculaires par leur seule présence et sans l'intervention de leurs éléments constitutifs. Ainsi l'amidon peut être tout aussi bien transformé en dextrine et en glycose par la présence des acides étendus à la température de + 100°, que par la présence de la diastase à la température ordinaire et surtout à + 75°. L'analogie paraît frappante entre les phénomènes compris sous le nom générique de catalyses, soit qu'ils s'exercent entre les composés minéraux préparés de toute pièce dans nos laboratoires, comme l'oxyde de manganèse et l'eau oxygénée, soit qu'ils s'exercent entre des composés d'origine organique, comme la diastase et l'amidon, soit enfin entre des minéraux et des composés d'origine organique, comme entre l'acide sulfurique et l'amidon. (Jeannel, *Op. cit.*, p. 603.)

(1) Le mot *herpétisme* devrait être rayé du vocabulaire nosologique, parce qu'il n'est propre qu'à entretenir la confusion et à consacrer cette erreur, que les affections cutanées sont les manifestations prédominantes de la maladie qu'il désigne. Néanmoins je le conserverai jusqu'à ce qu'on en ait trouvé un autre plus convenable.

En admettant que les principes excrémentitiels agissent de cette dernière façon sur les composés et les éléments organiques, tandis que le virus vénérien agirait à la manière des zymases physiologiques, l'herpétisme serait une maladie zymotique comme la syphilis.

§ XII.

Pathogénie de la scrofule. — Action des matières excrémentitielles dans cette maladie.

Quoique mes recherches expérimentales concernant la scrofule ne soient ni aussi nombreuses, ni peut-être aussi concluantes que celles sur lesquelles repose la pathogénie de l'herpétisme, je n'hésite pas cependant à la ranger au nombre des maladies zymotiques.

Les principes excrémentitiels sont les agents catalyseurs dans la scrofule comme dans l'herpétisme, seulement ils ont une double origine dans la première de ces deux maladies : ils proviennent, d'une part, de la transformation imparfaite des matériaux du chyle et de la lymphe en sang (sanguification incomplète), et, de l'autre, d'une anomalie des phénomènes intimes de la nutrition.

Ainsi qu'il arrive dans l'herpétisme et probablement aussi dans la syphilis, les effets des agents catalyseurs ne se manifestent que s'il y a dépuration incomplète du sang par suite d'une insuffisance des organes éliminateurs.

Un rôle important semble dévolu aux composés calcaires dans la pathogénie de la scrofule, d'où l'activité de la nutrition du tissu osseux. Toutefois la proportion des urates peut augmenter aussi, et j'ai démontré expérimentalement que l'acide urique a une action bien caractérisée sur les glandes lymphatiques.

La principale condition qui donne aux manifestations de

la scrofule une physionomie toute différente de celle de l'herpétisme, c'est l'exubérance, le développement anormal de l'appareil lymphatique. J'entends par appareil lymphatique les vaisseaux, les ganglions et les tissus blancs lymphatiques ou tissus conjonctifs. Voilà pourquoi les productions purulentes et lymphoïdes dominent dans la scrofule (1).

Il y a sept ans, j'avais déjà émis sur la pathogénie de la scrofule, dans mes *Études médicales et scientifiques sur les Eaux de Cauterets*, une opinion dont mes recherches de pathologie expérimentale ont démontré depuis l'exactitude. Je disais, en effet :

« Le lymphatisme n'est pas toujours congénital, c'est-à-dire nécessairement lié à l'organisation de l'individu. Combien ne voit-on pas d'enfants nés robustes et bien constitués de parents doués eux-mêmes d'un sang pur et riche, présenter, dès les premières années de leur vie, les stigmates du lymphatisme et même de la scrofule. C'est à une hygiène mal entendue et surtout à un mauvais régime qu'est due cette triste métamorphose. Dès l'âge de deux ou trois mois, souvent même plus tôt, les nourrices s'empressent d'associer au régime du lait des aliments que l'estomac de l'enfant supporterait tout au plus après le sévrage : tels sont les rôties, les panades copieuses, les jus de viande, dont on ne craint pas de confier la digestion à des organes à peine ébauchés et pour lesquels la nature s'est montrée si prévoyante. Et cette violation des lois naturelles n'est-elle pas le privilége exclusif de la raison humaine, puisque nous voyons l'animal si bien comprendre qu'il ne doit nourrir ses

(1) Le tubercule est une production lymphoïde, « Comparez, dit Virchow, les cellules que je considère comme constituant le grain tuberculeux avec un tissu normal du corps humain, vous verrez que ces cellules ont la plus grande analogie avec les éléments des ganglions lymphatiques, analogie qui n'est pas accidentelle ou indifférente, car depuis longtemps la prédisposition du ganglion lymphatique à la transformation tuberculeuse est connue. Les anciens ont dit depuis longtemps que la constitution lymphatique prédispose aux tubercules. (*Pathologie cellulaire*, p. 193.)

petits que de son lait seul, jusqu'à ce que leurs organes soient assez développés pour manger comme lui ?

» Que deviennent donc ces matériaux indigestes dans un organisme naissant et qui n'a point assez d'affinité vitale pour les assimiler ? La plus grande partie sert à une génération immonde qui se développe et vit dans les entrailles du petit être aux dépens des sucs nourriciers si péniblement élaborés par ses organes digestifs. Telle est, en effet, la principale cause des affections vermineuses très communes dans l'enfance. Puis, le chyle étant arrivé dans les organes de la circulation, c'est en vain que la matière animale fixe et solide réagit contre l'impression d'un fluide trop nourrissant ou mal élaboré ; les actes plastiques sont incomplets. Par cette réaction exagérée et qui s'opère à faux, si je puis m'exprimer ainsi, l'influx nerveux s'épuise, et avec lui l'impressionnabilité et la contractilité des vaisseaux capillaires. D'un autre côté, les liquides nutritifs déposés dans la trame celluleuse des organes sont repris par les vaisseaux lymphatiques, dont le volume et les fonctions s'accroissent peu à peu, pendant que l'inverse a lieu du côté des capillaires.

» Ainsi commence et se développe le lymphatisme dans beaucoup de constitutions chez lesquelles la vie végétative eût été active et luxuriante, si une intervention inintelligente ne fut venue l'entraver et la pervertir.

» Mais les modifications fonctionnelles qui se rattachent au développement et à l'existence du lymphatisme ne consistent pas seulement dans un défaut de sanguification, dans la prédominance des élaborations blanches sur les élaborations rouges : il y a d'autres altérations du sang qui sont le point de départ d'une série de manifestations morbides variées et complexes qui constituent les affections scrofuleuses.

» En effet, les sécrétions qui s'accomplissent au moyen de la circulation capillaire sont incomplètes, comme les fonctions assimilatrices, lorsque la contractilité propre des capillaires sanguins est peu stimulée. Par conséquent le sang ne peut se débarrasser complètement de certains principes que les organes excréteurs doivent éliminer. Parmi ces matériaux inutiles, les sels sont sans contredit les plus abondants. Or, les combinaisons salines ont pour voie ordinaire d'élimination les reins et la peau. Il suit de là que le sang des individus lymphatiques et prédisposés à la scrofule doit contenir plus de substances excrémentitielles que s'il était suffisamment épuré, ce que prouve, d'ailleurs, l'examen des urines, car on trouve relativement peu de principes solides dans ce liquide (Becquerel). On sait aussi que chez les personnes lymphatiques et scrofuleuses la peau est anémiée et fonctionne mal; dès lors la respiration cutanée est peu active.

» L'excès des substances salines dans l'économie est peut-être la raison de l'activité du mouvement nutritif dans le tissu osseux chez les individus menacés et atteints de scrofules. De même, les affections cutanées, si fréquentes chez ces individus, n'auraient-elles pas pour cause non-seulement la prédominance des élaborations blanches sur les élaborations rouges, mais encore la présence dans le sang et la lymphe de certains matériaux non éléminés par les organes excréteurs? Enfin les troubles de la nutrition et le défaut d'épuration du sang ne seraient-ils pas aussi le point de départ de la diathèse tuberculeuse, qui se lie si souvent au lymphatisme et à la scrofule? »

Si l'on me demandait pourquoi les principes excrémentitiels en excès dans l'économie produisent telle affection plutôt que telle autre, je demanderais, à mon tour, pourquoi le virus syphilitique engendre chez l'un une syphilide cutanée, chez l'autre une syphilide muqueuse, chez celui-ci des exostoses, chez celui-là des troubles nerveux, voire même le diabète, etc., etc. Il y a des limites à l'entendement humain, et ces questions sont de celles qu'on ne résoudra jamais. Cependant les idiosyncrasies, les tempéraments, les diathèses et les causes occasionnelles sont autant de conditions d'après lesquelles nous pouvons nous rendre compte, jusqu'à un certain point, de la variété des déterminations morbides.

§ XIII.

Classification des maladies chroniques. — Maladies constitutionnelles ou générales. Il y a deux périodes distinctes dans la marche de ces maladies. — Maladies pseudo-constitutionnelles. — Pourquoi le diabète est une maladie pseudo-constitutionnelle. Action de l'acide urique dans cette maladie. — Maladies locales. — Tableau synoptique.

La syphilis, la scrofule et l'herpétisme sont des maladies constitutionnelles dans l'acception la plus rigoureuse de ce mot, car nous avons vu qu'elles localisent leurs déterminations sur presque toutes les parties constituantes du corps humain, où leurs productions varient selon la nature des tissus qu'elles atteignent. Par la même raison on peut les appeler des maladies générales. Telle n'est pourtant pas la manière de voir de certains pathologistes : ainsi, pour n'en citer qu'un, selon M. Maurice Raynaud, « ce qui fait qu'une » maladie est générale, ce n'est point le grand nombre des » organes et des tissus qu'elle envahit, quoi qu'il soit juste de » reconnaître que cette tendance envahissante est un des » caractères les plus habituels de cet ordre de maladies. » Mais ce caractère, quelque important qu'il soit, ne leur » est point essentiel, et, si l'on n'avait pas d'autre critérium, » il faudrait dire qu'à proprement parler, il n'y a pas de » maladie générale, car il n'y en a pas une seule qui atteigne » à la fois toutes les parties de l'organisme ; si multiples que » soient les déterminations morbides, le nombre des organes » indemnes, constituant ce que les anciens appelaient *pars* » *sana superstes*, l'emporte toujours de beaucoup sur l'organe » malade. Ce qui est véritablement propre aux maladies géné- » rales, c'est d'aller jusqu'à la racine de l'être, c'est d'envahir » ce fond commun, d'où procèdent les modifications phéno- » ménales dont l'économie est le théâtre. (*Op. cit.*, p. 415.) »

Par conséquent, non-seulement la tuberculose et la carcinose, mais aussi le diabète, le rachitis, le scorbut et tant d'autres affections qui indiquent une modification profonde des fonctions primordiales de l'organisme seraient des maladies générales ou constitutionnelles. Cependant le scorbut n'est qu'une maladie accidentelle. Aussi M. Raynaud le rejette-t-il par cette raison du cadre des diathèses. A ce compte, la tuberculose ne doit pas être considérée non plus comme une maladie générale, car nous avons vu précédemment (§ V) qu'elle est souvent accidentelle. Et le rhumatisme, que M. Raynaud range parmi les maladies générales, peut-on dire qu'il va à la racine de l'être, qu'il envahit le fond commun ?... Et la goutte ?.....

Voilà donc encore la confusion et la contradiction engendrées par le mauvais emploi d'un mot.

Les véritables et les seules maladies constitutionnelles sont bien la syphilis, la scrofule et l'herpétisme, l'uricémie n'étant qu'une division de la dernière.

Il y a deux périodes distinctes dans la marche de ces maladies : la période des manifestations primordiales et celle des manifestations ultimes.

Dans la première, les affections sont mobiles, variables et sans aucun caractère de malignité ; elles peuvent envahir successivement et alternativement les systèmes organiques les plus opposés ; c'est la période des affections cutanées, muqueuses, nerveuses, articulaires, etc. Toutefois quelques-unes des lésions primordiales restent fixes, immuables, par exemple certaines herpétides vasculaires. Dans la syphilis et la scrofule, surtout dans la première, les manifestations primordiales sont bien moins instables que dans l'herpétisme ; ce qui tient à la nature des agents catalyseurs et à celle des éléments sur lesquels ils concentrent leur action. En effet, les tissus lymphatiques sont le plus ordinairement le siége des localisations de la scrofule et de la syphilis.

La période des manifestations ultimes est caractérisée par la stabilité et la gravité des affections. On pourrait l'appeler la période des cachexies et des nécrobioses. Alors, en effet, apparaissent les suppurations colliquatives et infectantes, les dégénérescences organiques et les néoplasies malignes. Dans cette période, les mutations directes cessent de s'opérer, et c'est tout au plus si la coïncidence ou les restes d'une affection primordiale peuvent enrayer l'œuvre de destruction des affections ultimes.

Après le groupe des maladies constitutionnelles, dont les manifestations remplissent le cadre presque tout entier des maladies chroniques, vient un autre groupe qui se rattache au premier par des rapports intimes. Il comprend la tuberculose, la carcinose et le diabète.

J'appelle ces maladies *pseudo-constitutionnelles* parce qu'elles peuvent envahir des tissus de nature différente, se généraliser, en un mot, comme les maladies constitutionnelles, et qu'elles sont caractérisées surtout, contrairement à ces dernières, par la formation d'un produit unique et spécial. Cette unicité de produit morbide entraîne forcément l'identité de nature des manifestations; c'est pourquoi les mutations directes n'existent pas dans les maladies pseudo-constitutionnelles.

Enfin ces maladies sont symptomatiques ou idiopathiques, c'est-à-dire dépendantes ou indépendantes des maladies constitutionnelles.

J'ai indiqué, au paragraphe VII, les raisons pour lesquelles je ne croyais pas que le diabète dût être localisé dans un seul organe ou dans un seul système anatomique. Cette considération et l'existence d'un produit morbide unique dans cette maladie m'ont déterminé à la classer parmi les maladies pseudo-constitutionnelles. J'ai dit aussi que l'acide urique me paraissait être le catalyseur ou plutôt l'un des catalyseurs qui agissent sur les tissus à glycogène et transforment cette matière en sucre.

Suivant le physiologiste anglais Pavy, le sang contient un ferment capable d'opérer la transformation de la matière glycogène en sucre, mais, en l'état de santé, cette action est empêchée par l'influence du système nerveux ; la cessation de cette influence suspensive entraîne la formation glycogénique et la glycosurie. Schiff n'admet pas l'existence de ce ferment à l'état normal, et c'est l'arrêt ou le ralentissement partiel ou général du sang qui le produit.

Pour ma part, je ne donne la préférence à aucune de ces deux hypothèses ; l'une et l'autre me semblent inadmissibles. Le diabète est une désassimilation des tissus à glycogène ; mais pourquoi cette désassimilation ? « Voilà le problème, fait » remarquer Jaccoud. Or, à dire vrai, l'obscurité ne sera pas » beaucoup moindre parce que nous admettrons la formation » pathologique permanente d'un ferment diastatique dans le » sang. Le corps du délit, le ferment ne peut être saisi ; le » fût-il, la question ne serait que déplacée ; un autre surgi- » rait aussitôt, qu'on devine aisément : pourquoi ce ferment. » (*Nouveau Dictionnaire de méd. et de chir. prat.*, t. XI, p. 314.) »

Les rapports intimes du diabète avec la goutte, la filiation réciproque de ces deux maladies, l'action catalytique de l'acide urique sur tous les tissus de l'économie, me paraissent suffisants pour faire admettre que ce principe excrémentitiel est bien réellement le corps du délit. De plus, j'ai produit les symptômes du diabète chez un jeune chien de chasse qui prit de l'acide urique pendant trente-sept jours à la dose de 2 grammes en vingt-quatre heures.

Je ne prétends pas dire que l'acide urique soit la cause unique du diabète ; je crois, au contraire, à la multiplicité des causes pour cette maladie comme pour tant d'autres.

Mais les unes n'excluent pas les autres, et l'acide urique peut produire le diabète, de même qu'il produit tantôt une affection de la peau, tantôt une affection des muqueuses, d'autres fois une congestion viscérale, ou bien encore la tuberculose, la carcinose, etc., ni plus ni moins.

Un dernier groupe embrasse toutes les maladies qui n'envahissent qu'un seul système anatomique, qu'une seule espèce de tissus et de liquides (sang). Ce sont les *maladies locales* ou *affections*.

On voit que je place dans cette catégorie les altérations du sang qui constituent des maladies spéciales de cette humeur, ainsi le scorbut, l'anémie et la leucocythémie.

Quelques pathologistes ont considéré le scorbut comme une maladie générale déterminée par une modification profonde de toute l'économie. L'altération du sang est la lésion capitale. A la vérité cette altération du fluide nourricier réagit sur les fonctions végétatives, qu'elle trouble et pervertit ; mais il suffit de soustraire les individus atteints de scorbut aux conditions d'hygiène qui l'ont déterminé, pour les guérir assez promptement. On ne peut donc pas dire qu'il y a, dans cette maladie, une modification profonde de l'organisme, puisque celle-ci n'est que passagère.

On sait que l'anémie consiste dans la diminution de la partie globulaire du sang (aglobulie), ou dans l'augmentation de la partie aqueuse (hydrémie). G. Sée admet deux autres types d'anémie : la diminution absolue de la quantité du sang (oligaimie) et la diminution de l'albumine (désalbuminurie).

Quant à la leucocythémie, sa pathogénie est encore entourée de tant d'obscurité, que j'ai cru devoir la classer parmi les maladies locales. Je n'ignore pas qu'on a trouvé des productions leucocythémiques dans différents organes, ce qui rapprocherait cette maladie des pseudo-constitutionnelles ; mais la lumière n'est pas suffisamment faite pour que je puisse la placer définitivement dans ce groupe.

C'est encore parmi les maladies locales que je range les concrétions urinaires et biliaires, c'est-à-dire les productions solides formées par les principes salins et organiques contenus dans l'urine et la bile (gravelle, calculs). Si n'étaient les troubles qu'elles produisent dans la constitution anatomique et les fonctions des appareils organiques où elles se forment, ces concrétions, surtout les urinaires, seraient plutôt salutaires que nuisibles, car elles résultent d'une active dépuration du sang. On ne peut donc pas dire qu'elles constituent par elles-mêmes une maladie ; c'est pourquoi je les rattache aux affections des appareils urinaires et biliaires.

De même que les maladies pseudo-constitutionnelles, les maladies locales sont idiopathiques ou symptomatiques des maladies constitutionnelles.

J'ai résumé dans le tableau suivant la classification dont je viens d'indiquer les principes :

TABLEAU SYNOPTIQUE DES MALADIES CHRONIQUES.

CLASSE PREMIÈRE.

Maladies constitutionnelles (caractérisées par la multiplicité des affections et produites soit par un virus, soit par des matières excrémentitielles en excès dans l'économie.)

MALADIES.	CAUSES GÉNÉRATRICES.	MANIFESTATIONS PRIMORDIALES.	MANIFESTATIONS ULTIMES.
Syphilis.	Virus.	Syphilides cutanées, muqueuses, nerveuses, osseuses, musculaires, etc.	Suppurations colliquatives et infectantes, dégénérescences organiques, néoplasies malignes.
Herpétisme (dont l'uricémie est une division).	Matières excrémentitielles (sans prédominance du système lymphatique.)	Herpétides cutanées, muqueuses, nerveuses, articulaires, musculaires, etc.	Dégénérescences organiques, néoplasies malignes.
Scrofule.	Matières excrémentitielles (avec prédominance du système lymphatique.)	Scrofulides cutanées, muqueuses, nerveuses, ganglionnaires, osseuses, etc.	Suppurations colliquatives et infectantes, dégénérescences organiques, néoplasies malignes.

CLASSE DEUXIÈME.

Maladies pseudo-constitutionnelles (caractérisées par la variété de siége et l'unicité de produit morbide. — Idiopathiques ou symptomatiques des maladies constitutionnelles.)

MALADIES.	PRODUIT MORBIDE.
Turberculose,	Tubercule,
Carcinose,	Cellule cancéreuse,
Diabète,	Glyocose.

CLASSE TROISIÈME.

Maladies locales (n'envahissant qu'un seul système organique, qu'une seule espèce de tissus ou de liquides. — Idiopathiques ou symptomatiques des maladies constitutionnelles.)

Toutes les affections des appareils et des tissus organiques, les affections du sang (scorbut, anémie, leucocythémie), les concrétions urinaires et biliaires.

II

Principes d'une classification des Eaux minérales d'après leur action sur les éléments histologiques.

Pour l'observateur qui cherche à pénétrer jusqu'au fond des choses et à sortir de la voie de l'empirisme, il y a deux parts à faire dans les applications aujourd'hui si nombreuses des eaux minérales au traitement des maladies chroniques : la tradition et les données de la science.

Quand je parle de la tradition, je veux dire qu'il faut tenir compte de certaines appréciations passées dans le domaine public et sanctionnées en quelque sorte par l'expérience des siècles. Que de fois les découvertes de la science sont venues donner raison à la tradition, en élaguant ce qu'elle avait de faux, de trop général, et en la complétant.

Il est de notoriété vulgaire que les eaux de Vichy sont souveraines dans les maladies du foie ; que les eaux sulfureuses combattent avec succès les affections des voies respiratoires ; qu'il faut envoyer les poitrinaires aux Eaux-Bonnes, à Cauterets, au Mont-Dore ; les névropathes et les rhumatisants à Néris, à Plombières ; les scrofuleux au bains de mer et aux eaux chlorurées sodiques, etc., etc. La tradition signale même les applications spéciales des différentes sources d'une même catégorie : par exemple, les paysans des Hautes-Pyrénées et des départements environnants savent de temps immémorial qu'à Cauterets, la source du *Bois* guérit les rhumatismes, *Mahourat* les affections de l'estomac, *César* les vieux catarrhes et l'asthme, le *Petit-Saint-Sauveur* les maladies nerveuses, et que la *Raillière* convient surtout aux poitrinaires.

Sans doute, cette tradition a de grands, de très grands

inconvénients, parce qu'elle expose ceux qui la suivent en aveugles à de nombreux mécomptes ; mais elle n'en est pas moins une vérité basée sur des milliers de faits incontestables. Que doit donc faire le médecin en présence de cette vérité ? S'en emparer, l'étudier, la commenter, la passer au creuset de la science et de l'observation, l'expliquer, s'il le peut, et la dégager des exagérations et des dangers qui lui sont inhérents.

Je viens, pour ainsi dire, de réhabiliter en quelques mots la *spécialisation* des eaux minérales battue en brèche, il y a quelques années, par certains esprits amateurs de nouveautés. Ainsi une théorie que le public médical parût accueillir un instant avec faveur, à cause de sa simplicité, rapportait à un seul agent, l'électricité, les effets si complexes des eaux minérales. Mais c'est en vain que l'on pressure la science pour en faire sortir des paradoxes, la vérité est une, impérissable, et résistera toujours aux efforts stériles des pseudo-réformateurs.

Je n'ai pas besoin de dire combien est défectueuse et peu pratique la classification chimique des eaux minérales, c'est-à-dire celle que l'on a basée sur la prédominance de tel ou tel élément minéralisateur, au point de vue, soit de la quantité, soit de l'action thérapeutique ; tous les médecins hydrologistes reconnaissent l'insuffisance et les imperfections d'une pareille classification. Mais il y a un point sur lequel je dois insister : ce sont les erreurs qui résultent de la spécialité attribuée à certaines classes, plutôt d'après les seules données de la tradition que par une saine observation clinique. Prenons quelques exemples.

De ce que les eaux sulfureuses exercent une influence incontestable sur la muqueuse respiratoire, il ne s'ensuit pas que le médecin soit autorisé à dire à son malade : vous avez une affection des voies respiratoires (bronchite, asthme ou phthisie), allez à Enghien, aux Eaux-Bonnes, à Cauterets ou à Luchon.

S'agit-il d'une de ces femmes névropathes exposées aux

aberrations nerveuses les plus étranges, avec complications utérines soit initiales, soit concomitantes, c'est à Néris ou à Plombières qu'il conviendrait de l'envoyer, d'après la spécialisation traditionnelle des eaux de ces deux stations. Pourtant il y a des eaux, Saint-Sauveur par exemple, dont la composition diffère essentiellement de celle des sources précédentes, qui produiront des effets identiques, peut-être même meilleurs.

Tel dyspeptique qui s'est fort mal trouvé des eaux de Vichy, de Vals ou de Pougues, a retiré d'excellents résultats de l'eau de Mahourat, à Cauterets.

Ces exemples, qu'il serait inutile de multiplier, prouvent que la spécialisation et la classification chimique des eaux minérales ne peuvent s'accommoder.

Sans doute le praticien ne doit point ignorer la composition et la distribution géographique de ces eaux, mais il lui importe surtout de connaître les modifications qu'elles produisent dans chaque tissu ou plutôt dans les éléments histologiques de chaque organe, car les eaux minérales, pas plus que les médicaments, n'agissent sur les organes ni sur les appareils dans leur ensemble.

On le voit, le problème est immense ; aussi n'ai-je point la prétention de le résoudre seul. Je me bornerai donc à poser les bases d'une classification qui ne pourra devenir complète qu'avec le temps et le concours de mes collègues des autres stations thermales. J'ouvre une voie ; que ceux qui sont convaincus qu'elle peut conduire à la vérité m'y suivent.

§ Ier.

Différences entre les eaux minérales et les médicaments ordinaires.

Ainsi que l'a fait observer Cl. Bernard, l'action des médicaments en général ne doit être envisagée que comme une action élective et spéciale sur les éléments organiques. Les nerfs, les muscles, les globules du sang et tous les autres éléments des tissus sont doués de certaines propriétés vitales que l'intervention de la médecine a pour but de modifier, tantôt pour en accroître, tantôt pour en diminuer l'intensité; et l'action des médicaments ou des poisons ne peut se généraliser que par l'intermédiaire des systèmes vasculaires ou nerveux. (*Op. cit.* p. 86.)

Tous les tissus, sans excepter le sang lui-même, ont leurs médicaments comme ils ont leurs poisons particuliers. Mais existe-t-il des médicaments qui peuvent modifier plusieurs tissus à la fois? Sans aucun doute, et je prendrai pour exemple une substance très employée aujourd'hui en thérapeutique, l'arsenic.

Voici d'abord les lésions qu'il produit du côté de la peau: éruptions pétéchiales ou ecchymoses, éruptions papuleuses, ortiées, vésiculeuses, érysipélateuses, pustuleuses, ulcérations (Imbert-Gourbeyre). Si donc on admet avec M. Cazenave que les *exanthèmes* ont pour siége le réseau vasculaire, les *vésicules* l'appareil sudoripare, les *pustules* les follicules sébacés et l'appareil lymphatique, les *papules* l'appareil papillaire, les *squames* l'appareil blennogène, etc., on peut dire que l'arsenic agit sur presque tous les éléments constitutifs du système cutané.

M. Imbert-Gourbeyre a constaté aussi qu'en s'éliminant par la muqueuse respiratoire, l'arsenic déterminait des sécrétions bronchiques.

J'ajoute qu'il active les fonctions digestives, et qu'il me paraît avoir une action immédiate sur le nœud vital dont il modifie l'activité automatique, ce qui expliquerait ces phénomènes singuliers de la nutrition si diversément interprétés par les thérapeutistes et sur lesquels je reviendrai bientôt.

Enfin, suivant d'autres observateurs, l'arsenic agirait directement sur des éléments histologiques d'une importance considérable, les globules sanguins: il se combinerait à ces éléments comme l'oxyde de carbone, mais sans les priver entièrement de leurs propriétés normales ; il tendrait seulement à diminuer l'activité des échanges qui s'opèrent entre l'oxygène et l'acide carbonique par leur intermédiaire.

Voilà donc un médicament à effets très complexes, et l'on peut affirmer que, jusqu'à présent, la matière médicale n'en contient pas un autre dont l'action soit aussi générale. Mais il y a loin encore, sous le rapport de la multiplicité et de la variété, de ces effets à ceux des eaux minérales, surtout quand celles-ci sont employées à l'intérieur et à l'extérieur. On verra, dans les considérations qui vont suivre, que plusieurs de ces eaux modifient simultanément les éléments histologiques d'une foule d'organes et de tissus différents : la peau, les muqueuses, les reins, le foie, les nerfs sensitifs et moteurs, les tissus fibreux, séreux, etc. De là résultent ces divers modes d'action thérapeutique que l'école de Trousseau désigne sous les noms de *révulsif*, *substitutif*, *résolutif*, *sudorifique*, *diurétique*, *dépuratif*, *excitant*, *excitateur et sédatif*.

L'hydrologie médicale met encore à la disposition du médecin des agents qui attaquent directement les fonctions primordiales de l'organisme, ou plutôt les éléments dans lesquels et au moyen desquels ces fonctions s'accomplissent. Précieuse ressource que la matière médicale ne nous offre pas.

Cette différence, quant aux effets, entre les eaux minérales et les médicaments ordinaires, résulte de la différence qui les sépare quant à leur nature, à leur origine et à leur composition. Il est tout aussi impossible à un chimiste de faire une eau minérale dans sa cornue qu'un fruit ou un animal.

Tandis qu'une foule de substances combinées et non point mélangées les unes avec les autres entrent dans la constitution des eaux minérales, les médicaments, au contraire, sont simples ou forment des composés parfaitement définis. Il est vrai qu'on peut en associer plusieurs ensemble; mais la comparaison n'est pas soutenable entre nos formules magistrales, qu'il serait peut-être bon de simplifier le plus possible, et les combinaisons opérées dans le mystérieux laboratoire de la nature.

Enfin, outre ces inimitables combinaisons et les substances organisées que les eaux minérales renferment, nous devons considérer aussi les effets de chacun de leurs principes minéralisateurs pris isolément. Or, ces principes ont une action beaucoup plus énergique que les composés analogues préparés dans nos laboratoires, soit parce qu'ils sont plus chimiquement purs, soit parce que la nature a des procédés différents des nôtres et dont nous ignorons le secret.

§ II.

Action physiologique et pathogénique des eaux minérales.

Les modifications que les eaux minérales impriment à l'organisme vivant sont générales et locales. Les premières se rapportent aux fonctions dont l'ensemble constitue l'acte complexe de la nutrition, et les autres à tel ou tel système, tel ou tel organe, tel ou tel tissu en particulier.

Ces modifications s'exercent dans une limite purement physiologique quand elles se produisent sans troubler l'ordre des fonctions, sans déterminer d'indispositions ou de maladies artificielles caractérisées par des symptômes propres. Mais elles sont pathogéniques si elles donnent lieu à quelque manifestation morbide. Supposons, par exemple, que, sous l'influence de certaines eaux minérales, les fonctions plastiques soient activées, fortifiées, élevées à leur plus haute puissance, voilà des effets physiologiques, latents pour les sujets qui les éprouvent, mais que l'observateur peut apprécier par les résultats et surtout par certains phénomènes d'une valeur incontestable, comme les modifications imprimées à la circulation et à la chaleur animale.

Si, au contraire, les fonctions assimilatrices sont altérées, amoindries, les eaux exercent alors une action pathogénique qui n'échappe ni au sujet ni à l'observateur.

De même, certains organes peuvent être influencés physiologiquement et pathogéniquement par les eaux minérales. Dans le premier cas, leur action est limitée à une stimulation progressive et insensible ; dans le second, elles déterminent une fluxion que révèlent des symptômes caractéristisques. Combien de fois, en effet, ne voit-on pas les eaux sulfureuses produire le coryza, la toux, la dyspnée, avec céphalalgie, chaleur fébrile, courbature et accablement, par suite d'un mouvement congestionnel qui s'est opéré sur la muqueuse aérienne? C'est encore à l'action pathogénique des eaux qu'est due l'irritation qui se manifeste le plus ordinairement à la gorge et souvent du côté de l'anus et des organes génito-urinaires, etc., etc.

Les eaux minérales ont donc des effets physiologiques et pathogéniques, comme les agents de la matière médicale. Sans doute, ces effets ne sont pas toujours bien tranchés, mais parce qu'ils nous échappent quelquefois, il ne faut pas conclure qu'ils n'existent pas.

D'ailleurs, tout agent thérapeutique, quel qu'il soit, n'amène la guérison d'une maladie que par les modifications qu'il imprime aux divers appareils organiques et à leurs fonctions, en d'autres termes, par une série d'actions physiologiques et pathogéniques (1). Je répèterai toutefois que les eaux minérales, comme les médicaments, agissent sur les éléments anatomiques de chaque organe, et non sur les organes ni sur les appareils dans leur ensemble.

(1) Gigot-Suard, *Études médicales et scientifiques sur les Eaux de Cauterets*, p. 141.

§ III.

Action du calorique et de l'électricité dans les eaux minérales. — Quelques mots sur l'hydrothérapie.

Les opinions sont partagées sur la nature du calorique dans les eaux minérales : les uns ont émis l'opinion qu'il diffère de celui que nous produisons à l'aide de nos moyens artificiels de chauffage ; les autres, au contraire, ne croient nullement à sa spécificité. C'est une question pleine d'intérêt, sans aucun doute, mais qui ne doit point nous occuper ici ; je me bornerai à faire remarquer qu'on supporte les eaux minérales en boisson à un degré de chaleur bien supérieur à celui de l'eau chauffée artificiellement. Ce fait est incontestable et digne d'attention.

Quoi qu'il en soit, l'action du calorique des eaux minérales appliqué au corps humain agit de la même façon que le calorique ordinaire, c'est-à-dire :

1° Comme excitant général ;

2° Comme excitant local ou agent fluxionnant ;

3° Comme agent irritant.

Mais pour que ces actions soient produites, il faut nécessairement que la température des eaux surpasse celle de la peau.

La limite thermique, c'est-à-dire la température normale du bain peut être fixée entre 34° et 35° c. Les bains au-dessus ou au-dessous de cette limite sont chauds, très chauds, frais ou froids : ainsi le bain chaud est de 36° à 38° c., le bain très chaud de 38° à 42° c., le bain frais de 33° à 25° c., le bain froid de 25° à 18° c., et le bain très froid de 15° à 10° c.

Il va sans dire que l'excitation produite par les bains ou les douches est en raison direct du nombre de degrés au-dessus de la limite thermique.

Les eaux hyperthermales prises en boisson ont pour effet

immédiat d'activer la circulation du sang, par l'irradiation rapide à tout l'organisme de l'action excitante que le calorique produit sur la surface gastrique.

Mais la stimulation, l'excitation qui résulte de l'application du calorique n'est que passagère, et des effets inverses, c'est-à-dire la dépression et la débilitation, ne tardent pas à se produire. Voici, en effet, les résultats que j'ai constatés avec des bains à 37° c. et de 45 minutes de durée. Le pouls s'accélère pendant le bain, puis il s'abaisse après, de manière à tomber au-dessous de son chiffre initial au bout de deux à trois heures. La chaleur animale, mesurée sous la langue, et celle de la peau, mesurée sous l'aisselle, augmentent de quelques dixièmes de degré durant les trois premières heures qui suivent le bain, mais elles diminuent dans la journée. En outre, après plusieurs bains, la chaleur animale et celle de la peau tombent au-dessous de leur moyenne générale, la première de quelques dixièmes de degré, et la seconde de plus d'un demi-degré. C'est le contraire qui arrive lorsque les bains sont à la température normale. (*Études méd. et scient. sur les Eaux de Cauterets*, p. 186.)

Cette propriété du calorique ne doit jamais être perdue de vue dans les applications des eaux thermales. « Il est fort » important en thérapeutique, disent MM. Trousseau et » Pidoux, de bien se rappeler que si l'action du calorique » est immédiatement très excitante, elle est aussi le moyen » le plus sûr d'amener consécutivement une grande atonie » dans les parties qui y ont été exposées, et que c'est le » contraire pour l'application du froid (1)... »

La théorie de l'action de l'électricité dans les eaux minérales a duré ce que durent les innovations nées plutôt de l'imagination de leurs auteurs que de l'observation directe.

D'après M. Scoutetten, qui a inventé cette théorie, les eaux minérales ont une action *dynamique, qui explique tous leurs mystères*, qui en est *la propriété fondamentale*, et qui *se*

(1) *Traité de Thérapeutique*, 7e édit., t. 11, p. 580.

manifeste par l'excitation. Or, on sait que les phénomènes physiologiques principaux, essentiels, par lesquels se traduit l'excitation, sont l'accélération de la circulation et l'augmentation de la chaleur animale. Eh bien, beaucoup d'eaux minérales ont des effets précisément inverses. C'est ce que j'ai démontré pour les eaux de Cauterets : ainsi l'eau de la *Raillière*, qui produit avec le corps humain des réactions électriques beaucoup plus fortes que toutes les autres sources de cette station thermale (48 degrés galvanométriques), est une des plus sédatives dans ses effets primitifs (1). Les eaux de Bagnères-de-Luchon agissent de la même manière, bien que le courant soit beaucoup plus énergique (de 70 à 90 degrés) : l'élément sulfureux des eaux prises en boisson et en bain tempéré a une action hyposthénisante très marquée sur le système circulatoire ; les contractions du cœur sont moins énergiques et moins nombreuses ; le pouls, pendant plusieurs heures après le bain, offre une diminution de 5, 8, 10 ou 12 pulsations sur le nombre normal et habituel, compté soit au réveil, soit avant le départ pour le bain (2).

Qui ignore, au reste, que l'électricité localise ses effets comme les autres agents thérapeutiques? Si les propriétés excitantes de l'électricité se font sentir avec une grande puissance sur certains groupes de muscles, son influence devient presque nulle sur des muscles différents. Et c'est à ce seul agent qu'on aurait la prétention de rapporter tous les effets des eaux minérales?

Je n'insisterai pas davantage sur une théorie qui croule complètement devant les données les plus élémentaires de la physiologie et les résultats de l'observation journalière. Il serait tout aussi logique de dire qu'une tasse de bouillon salé, dont les réactions électriques sont plus intenses que celles de certaines eaux minérales, nourrit par l'électricité qui s'en

(1) Gigot-Suard, *Annales de la Société d'hydrologie médicale de Paris*, séance du 23 avril 1866.

(2) Lambron, *Les Pyrénées*, t. 1, p. 126.

dégage, que d'accepter les idées de M. Scoutetten sur la thérapeutique thermale. Au surplus, à quoi serviraient les eaux minérales, puisqu'un seul élément d'une pile de Daniel, mis en action pendant une heure, donne une quantité d'électricité dynamique infiniment plus considérable que n'importe quelle eau thermale?

L'hydrothérapie est un puissant auxiliaire des eaux minérales, mais elle ne peut les remplacer dans la grande majorité des cas. J'ai étudié les effets de cette précieuse méthode thérapeuthique dans plusieurs mémoires qui font partie du recueil des *Annales de la Société d'hydrologie médicale de Paris* (année 1869-1870), et dont je citerai seulement les conclusions :

1° Quel que soit le mode d'application de l'eau froide à la surface du corps, elle n'agit que par les modifications imprimées à la circulation capillaire de la peau. Ces modifications sont dues à la réfrigération ;

2° L'effet immédiat de l'application froide est la contraction des capillaires sanguins, par conséquent la diminution du sang et le ralentissement de la circulation dans ces vaisseaux ;

3° Lorsque les capillaires sanguins restent contractés et que la circulation est ralentie pendant un certain temps, l'effet est *sédatif*, et il en résulte un abaissement de la température dans les parties en contact avec l'eau froide ;

4° L'effet est *excitant* lorsque la dilatation des capillaires sanguins et l'afflux du sang dans ces vaisseaux, en quantité plus considérable qu'avant l'application du froid, succèdent à leur contraction et au ralentissement de la circulation. Ce phénomène, qui constitue la *réaction*, produit une augmentation de la température locale, quand l'application de l'eau est partielle, et générale quand elle a lieu sur toute l'enveloppe cutanée. La réaction est donc toujours précédée de la sédation ;

5° La température de l'eau doit toujours être au-dessous de celle de la peau ; on peut lui assigner pour limites $+ 4°$ c. et $+ 32°$ c ;

6° Pour obtenir la sédation, le contact du froid doit être prolongé, et il le sera d'autant plus que l'eau se rapprochera davantage de la limite thermique, c'est-à-dire de 32° c. En général, la réaction n'a lieu que si l'application du froid est passagère et d'autant plus courte que la température de l'eau est plus basse ;

7° Il n'y a aucune règle à établir ni pour la température de l'eau, ni pour la durée de son application, ni pour les procédés à employer : ce sont autant de problèmes dont la solution est subordonnée à une foule de circonstances et exige de la part du médecin autant de sagacité que d'expérience ;

8° L'hydrothérapie n'agit sur les fonctions végétatives de l'économie qu'en globulisant le sang, à la manière du fer ; mais il s'en faut que ce résultat soit constant ; on ne l'obtient souvent qu'avec une extrême lenteur et par des procédés énergiques. Elle n'a d'influence appréciable ni sur les sécrétions ni sur les excrétions. Elle ne peut modifier les altérations du plasma sanguin et du plasma lymphatique, en un mot les dyscrasies ;

9° Les applications extérieures d'eau froide ont une double action sur le système nerveux : l'une constante, immédiate, due à l'impression que l'eau produit sur les expansions nerveuses terminales de la peau, impression plus ou moins vive, plus ou moins brusque, plus ou moins instantanée, par conséquent plus ou moins perturbatrice ; l'autre médiate, consécutive, non constante et subordonnée à la globulisation du sang ;

10° Le mouvement congestif que les applications d'eau froide produisent du côté de la peau est, en général, peu intense et peu durable, quel que soit le procédé employé. C'est pourquoi dans les établissements d'hydrothérapie, quand on veut produire des effets révulsifs et résolusifs énergiques, on substitue le calorique au froid, ou on les associe l'un à l'autre.

§ IV.

Actions chimiques des eaux minérales. — L'alcalisation de l'urine sous l'influence des eaux bi-carbonatées sodiques n'est pas le résultat d'une action chimique. — Action de ces eaux sur les sécrétions et les produits pathologiques de l'appareil hépatique. — Réactions chimiques opérées dans l'organisme entre les préparations mercurielles et les principes minéralisateurs des eaux sulfurées sodiques. — Décomposition des urates par les sels de lithine. — Eaux lithinées.

Nul doute que la plupart des eaux minérales n'agissent sur quelques-unes des nombreuses combinaisons qui s'opèrent incessamment dans le corps humain, et sur certains produits morbides organiques et minéraux. Mais cette action a été assez mal définie jusqu'à présent.

On a supposé que, sous l'influence des eaux sodiques (Vichy, Vals) introduites dans l'économie, les qualités des humeurs, du sang en particulier, se trouvaient modifiées de façon que les acides, qui sont la base des excrétions les plus importantes, étant neutralisés, disparaissaient pour faire place à des produits alcalins. Cette supposition est inadmissible physiologiquement parlant, attendu que le sang ne peut jamais devenir alcalin pendant la vie.

Les urines s'alcalisent comme elles s'iodisent (qu'on me passe ce néologisme) quelques heures après l'ingestion de l'iode dans l'estomac ou seulement après son emploi en frictions. Il y a là un phénomène d'élimination, et rien de plus, ainsi que Durand-Fardel l'avait dit déjà à l'Académie de médecine (1852).

Et puis, l'usage des eaux minérales à base franchement sodique ne produit pas toujours, et surtout aussi promptement qu'on l'a prétendu, l'alcalisation de l'urine. D'abord ce phénomène n'a jamais lieu sous l'influence des eaux sulfurées sodiques, quelle que soit la durée de leur emploi. En second lieu, les bi-carbonatées sodiques rendent les urines alcalines passagèrement, et quand elles sont employées à des doses assez élevées ou pendant un certain temps ; ce qui prouve que, dans ce cas, les principes alcalins ne sont ni assimilés ni transformés dans l'organisme. Durand-Fardel a remarqué que les caractères acides ou alcalins de l'urine présentaient, en général, de grandes variations pendant le cours d'un traitement alcalin. (*Revue médicale, française et étrangère*, 1849.)

Est-ce à une action purement chimique qu'il faut attribuer les effets si remarquables des eaux bi-carbonatées sodiques dans les affections de l'appareil hépatique, ou bien à une action spéciale des sels alcalisés sur certains éléments histologiques de cet appareil, ou bien encore à l'une ou à l'autre simultanément? Je me range à la première interprétation pour des raisons que je ferai connaître quand il sera question des effets des eaux minérales sur le foie. Je me bornerai maintenant à indiquer l'action dissolvante des alcalins sur les exsudats interstitiels ou cellulaires de cet organe, sur le mucus et quelques substances cristallisables, la leucine et la tyrosine, qu'on a rencontrées dans l'hépatite. Je rappellerai aussi que les alcalins empêchent la précipitation de la cholestérine et des matières colorantes de la bile.

Ces effets multiples suffisent pour expliquer les modifications importantes que les eaux alcalines doivent amener dans la constitution anatomique du foie malade.

D'après Astrié et Mialhe, les eaux sulfurées sodiques auraient la propriété, par leur sulfure, et plus encore par leurs sulfite et hyposulfite, de fluidifier les composés albumino-hydrargyriques auxquels donne lieu l'usage du mercure, ce qui accroîtrait l'action curative du spécifique et faciliterait son élimination.

Fontan, au contraire, pense que l'économie éliminerait l'excès de sels mercuriels qu'elle renferme en vertu de la production d'un sulfure insoluble. C'est aussi par la transformation du principe hydrargyrique en sulfure que le même médecin explique la possibilité de suspendre la salivation mercurielle au moyen des eaux sulfureuses.

Lambron, reprenant cette théorie, a dit que si le sublimé est mieux toléré et paraît plus efficace que les autres préparations mercurielles associées aux eaux sulfureuses, cela tient à ce qu'il se transforme avec l'élément soufré de l'eau en sulfure de mercure ; or, ce composé ne produit aucun effet toxique, même donné à la dose de plusieurs grammes par jour, comme Gendrin l'a observé. Cependant l'honorable inspecteur de Luchon ajoute que cette transformation a des limites, c'est-à-dire que tout le sublimé n'est pas changé en sulfure, car la plus forte proportion ajoutée par jour au traitement hydro-thermal ne lui a pas permis de dépasser la dose quotidienne de 10 centigrammes de sublimé sans voir survenir des symptômes toxiques : ardeurs à la gorge, crampes d'estomac, angoisses précordiales, vomissements, brisure générale, coliques avec ou sans garde-robes. (*Op. cit.*, p. 587.)

Il ne faut pas attacher une trop grande importance à ces théories ni aux déductions pratiques qu'on en a tirées, car rien n'est moins prouvé que leur exactitude.

L'action dissolvante du carbonate de lithine sur les composés uriques a conduit Garrod à prescrire ce sel dans l'uricémie, et les résultats qu'il a obtenus ont été satisfaisants. Pour montrer combien le carbonate de lithine est plus propre que le carbonate de soude ou de potasse à débarrasser des dépôts d'urate de soude un cartilage provenant d'un sujet goutteux, l'habile praticien fit l'expérience suivante : on prépara des solutions de sel de lithine, de potasse et de soude, avec 6 centigrammes de chaque sel et 30 grammes d'eau. De petits fragments de cartilage infiltré d'urate de soude furent placés dans ces solutions pendant quarante-huit heures. Au bout de ce temps, le cartilage qui se trouvait dans la solution de lithine était revenu à l'état normal ; celui qu'on avait soumis à l'action de la potasse présentait beaucoup moins d'urate de soude ; mais celui qui avait été placé dans la solution de carbonate de soude ne paraissait pas avoir éprouvé de changements. Si l'on répétait ces expériences avec les autres sels de lithine, les sulfates ou les chlorures, par exemple, on ne tarderait pas à constater aussi leur influence dissolvante. (Garrod, *La Goutte*, p. 486.)

Ces expériences de Garrod conduisent tout naturellement à l'emploi des eaux minérales lithinées dans le traitement de l'uricémie. Les eaux françaises contiennent fort peu de lithine. Plombières, Vichy, Vals en renferment, mais d'une manière impondérable. M. Debray a trouvé 0g,004 seulement de bi-carbonate de lithine par litre dans les eaux de Contrexéville. D'après M. Buez, la source n° 1 de Martigny-les-Bains, dans les Vosges, contiendrait 0g,03 de chlorure de lithine par litre. (*Gazette des Eaux*, 19 et 26 août 1869.)

§ V.

Actions catalytiques des eaux minérales. — Transformation des principes uratés de l'urine par les sels alcalins. — Le silicate de soude est un agent antizymotique. — Eaux minérales silicatées. — Les sulfite et hyposulfite de soude sont-ils des agents antizymotiques ?

Il y a des eaux minérales qui modifient les composés uriques des liquides excrémentitiels à la façon des agents catalyseurs. Au surplus, il ne serait point illogique de supposer que la plupart des eaux minérales agissent sur les éléments histologiques de la même manière que les principes qui engendrent les maladies constitutionnelles, c'est-à-dire par catalyse. Elles constitueraient alors des zymases médicamenteuses dont l'action serait opposée à celle des zymases pathologiques, et de ce conflit, de cet antagonisme, pourrait résulter le retour à l'état physiologique. Il est bien entendu que je donne cette explication sous toutes réserves ; je n'ai pas l'intention de l'ériger d'ores et déjà en théorie.

Les sels alcalisés et par conséquent les eaux minérales dans la composition desquelles ils entrent transforment les sédiments uriques de l'urine d'une façon qui explique certains phénomènes diversément interprétés jusqu'ici. Je vais rapporter les expériences que j'ai faites sur cette curieuse transformation, et dont la plupart ont été communiquées déjà à la Société d'hydrologie médicale de Paris.

« On a cru pendant longtemps que les eaux de Vichy dissolvaient les concrétions uriques formées dans les voies urinaires (gravelle) et même dans les articulations (goutte). Aujourd'hui cette opinion a été remplacée par une théorie d'après laquelle les eaux alcalines auraient une action antidiathésique dans l'uricémie.

J'ai fait une série d'expériences et de recherches cliniques qui prouvent que ces deux théories ne sont exactes ni l'une ni l'autre.

EXPÉRIENCE 1. — Cinquante centilitres d'eau de Vichy (source de l'Hôpital) ont dissous complètement, au bout de vingt-quatre heures, 25 centigrammes de sédiment urique desséché préalablement. L'eau minérale présentait à sa surface, après la disparition du sédiment, un dépôt d'acide urique pur sous la forme d'une pellicule irisée, que je compare à la couche de glace qui se forme à la surface de l'eau au moment de la congélation.

Cette expérience, répétée plusieurs fois, a donné toujours les mêmes résultats.

En mélangeant une petite quantité d'urine avec trois ou quatre fois son volume d'eau de Vals ou de Vichy, on remarque le même phénomène. Seulement la couche d'acide urique est d'autant plus épaisse et plus consistante que l'urine renferme une plus grande quantité d'urates.

EXPÉRIENCE II. — Une portion de sédiment urique traitée par de l'eau chargée d'acide carbonique n'a éprouvé aucun changement au bout de vingt-quatre heures.

EXPÉRIENCE III. — Cinquante centilitres d'une solution concentrée de bi-carbonate sodique ne dissolvent qu'incomplètement 25 centigrammes de sédiment urique en vingt-quatre heures.

La portion dissoute forme à la surface du liquide une couche d'acide urique pur, comme cela a lieu quand l'expérience est faite avec de l'eau de Vichy. La seconde portion perd peu à peu son aspect briqueté et sa forme cristalline ; au bout de vingt-quatre heures elle est blanchâtre, floconneuse ou bien lactescente, semblable à du pus. C'est un amas d'urates amorphes qui n'ont pas été décomposés par le bi-carbonate de soude. En effet, l'ammoniaque est sans action sur eux, tandis que l'acide nitrique les dissout ; et en évaporant le mélange, on obtient du purpurate d'ammoniaque ou murexide de Liebig.

Expérience IV. — Une solution concentrée de carbonate de soude ne dissout point les sédiments briquetés de l'urine, mais elle les transforme en une masse semblable à celle dont il est question dans l'expérience précédente. Aussi ne trouve-t-on aucune trace d'acide urique à la surface de la solution au bout de vingt-quatre heures.

Mais en traitant le sédiment ainsi transformé par une quantité suffisante d'eau de Vichy, il se dissout entièrement et forme une couche d'acide urique à la surface du liquide.

Expérience V. — Une solution concentrée de carbonate de potasse agit sur les sédiments uriques de la même manière que la solution de carbonate de soude, mais plus vite.

« Je crois pouvoir conclure de ces expériences que les eaux alcalines naturelles, mises en contact immédiat avec les sédiments uriques de l'urine, les dissolvent par le bi-carbonate de soude qu'elles contiennent, en dégageant l'acide urique de ses combinaisons.

» Ces expériences me paraissent prouver aussi que le bi-carbonate sodique des eaux alcalines naturelles exerce sur les composés uriques de l'urine une action dissolvante plus énergique que le bi-carbonate de soude ordinaire.

» Mais il ne s'en suit pas que ces eaux, prises en boisson, produisent des effets semblables à ceux que je viens d'indiquer ; car, en admettant que le bi-carbonate de soude arrive intact dans les secondes voies, il s'y décompose, et c'est à l'état de carbonate qu'il agit sur les principes uriques de l'urine. Ce qui démontre qu'il en est réellement ainsi, c'est que, sous l'influence des eaux alcalines naturelles, les sédiments briquetés de l'urine se transforment peu à peu en sédiments blanchâtres, nuageux ou floconneux, composés presque exclusivement d'urates amorphes, comme dans l'expérience IV, et comme il arrive quand on met du carbonate de soude dans le vase d'un uricémique, pourvu toutefois que les concrétions urinaires ne soient qu'à l'état de sable.

» Ces résultats démontrent encore que les sédiments briquetés et cristallins de l'urine sont formés surtout par des urates ; l'acide urique n'y entre que pour une très faible part, contrairement à ce qui est généralement admis.

» Ainsi, les eaux alcalines naturelles agissent directement, par la transformation du bi-carbonate de soude qu'elles renferment en carbonate neutre, sur les composés uriques de l'urine : 1° en empêchant la cristallisation de ces composés et leur précipitation sous la forme de sédiments briquetés ; 2° en changeant en urates amorphes les sédiments cristallins déjà formés dans les voies urinaires.

» Cette action se fait-elle sentir également sur les composés uriques des surfaces articulaires, de manière à empêcher la formation des dépôts qui caractérisent la goutte, manifestation urique qu'on pourrait appeler peut-être *gravelle des articulations* ? Je ne le pense pas, car le carbonate de soude et le carbonate de potasse n'agissent point sur les dépôts uratés des articulations de la même manière que sur ceux des voies urinaires. Ainsi Garod cite une expérience facile à reproduire et qui lui paraît décisive : de petits fragments de cartillage articulaire incrusté d'urate de soude, provenant de sujets goutteux, sont plongés les uns dans une solution de carbonate de soude, les autres dans une solution de carbonate de potasse. Au bout d'un certain temps, ceux-ci seront dépouillés de l'urate de soude, tandis que ceux-là n'auront subi encore aucune modification appréciable.

» Mais nous venons de voir que ni le carbonate de soude ni le carbonate de potasse ne dissolvent les concrétions uriques de l'urine ; seulement elles les transforment en urates amorphes, et cette transformation s'opère plus vite avec le carbonate de potasse qu'avec le carbonate de soude. Voilà donc une différence capitale entre les dépôts uriques des voies urinaires et ceux des articulations.

» Pendant l'usage des eaux alcalines naturelles, non-seulement les sédiments briquetés se transforment en urates amorphes, mais ceux-ci diminuent aussi peu à peu, et les dépôts floconneux ou nuageux qu'ils forment dans l'urine finissent même par disparaître, surtout si la dose de l'eau est élevée et son usage longtemps continué.

» Cette diminution progressive de l'acide urique et, en général, des principes fixes de l'urine indique qu'indépendamment de leur action spéciale, directe, sur les composés uriques de l'urine, les eaux alcalines naturelles modifient encore les fonctions de nutrition. J'examinerai plus loin en quoi ces modifications consistent. (*Annales de la Société d'hydrologie médicale de Paris*, t. XVII, p. 233.) »

Depuis la publication de ces premières recherches expérimentales, j'en ai fait d'autres sur l'action catalytique comparée des différents sels alcalisés.

Expérience VI. — Des solutions ayant été préparées avec 25 centilitres d'eau et 10 centigrammes de carbonate de soude, de carbonate de potasse et de silicate de soude, je plaçai 10 centigrammes de sédiment urique bien desséché dans chacune de ces solutions, et voici ce qui se passa : au bout de trois heures la transformation du sédiment briqueté était complète dans la solution de silicate de soude ; elle était incomplète dans la solution de carbonate de potasse et presque nulle dans celle de carbonate de soude au bout de quarante-huit heures.

Expérience VII. — 25 centigrammes de silicate de soude mis dans 25 centilitres d'eau avec 50 centigrammes de sédiment urique ont transformé complètement ce dernier en douze heures. Plus de la moitié était transformée au bout de six heures. Or, nous avons vu, dans l'expérience précédente, que 10 centigrammes de carbonate de soude en avaient transformé une très petite quantité dans un espace de temps beaucoup plus long.

Il faut conclure de ces expériences que le silicate de soude soluble exerce sur les composés uriques de l'économie une action catalytique infiniment plus puissante que le carbonate de soude et le carbonate de potasse à proportions égales.

Toutefois je dois dire que les eaux sulfurées sodiques silicatées font disparaître les dépôts uriques de l'urine beaucoup moins rapidement que les eaux bi-carbonatées sodiques, ce qui tient à ce que les premières ne renferment qu'une faible proportion de silicate de soude relativement à la quantité de composé sodique contenu dans les secondes.

Lorsque j'ai signalé l'action remarquable du silicate de soude sur l'organe excréteur de l'urine (*Traité de l'Herpétisme*, pages 393 et suivantes), il n'était pas encore question des propriétés antifermentescibles de ce précieux agent thérapeutique, propriétés découvertes tout récemment par Dumas.

Depuis l'importante communication de l'illustre académicien à l'Institut, j'ai fait des expériences concernant l'action antizymotique du silicate de soude. Mais ces expériences n'étant pas aussi complètes que celles dont Champouillon a fait connaître les résultats à l'Académie des sciences, le 10 février dernier, je préfère citer le travail de l'éminent médecin du Val-de-Grâce, d'autant plus que ses recherches concordent absolument avec les miennes.

« J'ai acquis la certitude que le silicate de soude tue les » ferments du moût de raisin et du moût de bière, ainsi » que l'avait déjà annoncé M. Dumas. De l'extrait de malt » (moût de bière) coagulé par le silicate de soude, et » que je conserve depuis neuf mois, en vase ouvert, à une » température moyenne de 16° c., n'a éprouvé, jusqu'ici, » d'autre changement que la formation par contraction gra- » duelle d'une sorte de caillot gélatiniforme. Ce caillot, de » même que le liquide qui s'en est spontanément séparé,

» ayant été mis en rapport avec de la levûre de bière, ont » résisté à la fermentation alcoolique.

» Les virus sont-ils, comme les ferments, frappés d'impuis- » sance par les silicates ? Je ne suis en mesure de répondre » à cette question que pour le virus vaccin ; je me suis assuré, » mais une fois seulement, que le mélange du silicate de » soude au vaccin ne nuit point au succès de l'inoculation. » L'expérience est à faire pour ce qui concerne les virus » rabique, variolique et syphilitique.

» Le silicate de soude arrête et prévient la décomposition » putride des substances animales, propriété déjà mise en » évidence par Ganal, dès 1834. Des membres humains » injectés par lui avec une dissolution de ce sel et placés dans » l'une des salles de l'amphithéâtre du Val-de-Grâce, sont » restés intacts pendant huit ou neuf semaines et ont été » inhumés ensuite sans avoir subi aucune altération.

» Du pus fétide provenant d'un phlegmon de la cuisse et » traité par le silicate se coagule et perd une grande partie » de son odeur.

» La même expérience faite sur la matière du jetage d'un » punais donne les mêmes résultats.

» Une solution concentrée de silicate tue les microphytes » et les microzoaires qui se développent dans les liquides, et » auxquels on attribue l'essence et le mode de propagation » de certaines maladies infectieuses.

» La même solution saisit et concrète la gomme, le muci- » lage, le mucus et l'albumine contenus dans les liquides or- » ganiques.

» Faisant application à la thérapeutique des propriétés du » silicate de soude, j'ai pu noter, dans de nombreuses expé- » riences, les résultats suivants :

» Comme topique, la solution de ce sel prévient la décom- » position du pus, préserve la surface des plaies contre l'ab- » sorption des agents méphitiques ambiants ; elle assainit les » suppurations de mauvais caractère ; elle neutralise l'élé- » ment infectieux de la diphthérite cutanée consécutive à

» l'application des vésicatoires dans les hôpitaux encombrés. » Sous ce rapport, elle ne le cède en rien à la créosote ou à » l'acide phénique.

» En injection, dans les cas d'ozène, la solution de silicate » de soude désinfecte les matières fétides fournies par la » membrane pituitaire et en diminue l'abondance.

» L'injection de silicate de soude modère sensiblement » l'abondance du flux blennorrhagique chronique et indo- » lent ; elle agit de même contre la diarrhée chronique, » superficielle ou ulcéreuse, et contre la leucorrhée vagi- » nale.

» L'inhalation de cette solution poudroyée semble tarir » plus ou moins complètement le flux muqueux propre aux » affections catarrhales des bronches, même dans les cas de » catarrhe sénile.

» Mais c'est dans certaines maladies chroniques de la » vessie que la solution de silicate montre toute la supériorité » et la spécialité de son action curative. Aucune médication, » je l'affirme, ne réussit aussi bien que les injections de » silicate de soude contre la cystite chronique, catarrhale, » purulente ou hémorrhagique. Dans les cas de ce genre, le » silicate s'oppose à la décomposition de l'urine dans la » vessie et garantit cet organe d'une cause particulière d'ir- » ritation ; il coagule le pus et empêche sa résorption par la » consistance qu'il lui donne ; en tapissant la poche vésicale » d'une sorte de mastic, il en protége la surface contre le » contact toujours si douloureux du pus provenant d'une » pyélite ; enfin son action styptique en fait un utile cor- » rectif de l'abondance des sécrétions catarrhales que sollicite » habituellement l'irritation de la vessie.

» La faculté que possède le silicate de soude de concréter le » mucus, le muco-pus et le pus, n'offre aucun danger pour » ce qui est de l'ozène, de la bronchite catarrhale et de la » diarrhée, parce que, dans tous ces cas, l'expulsion des » caillots reste facile ou du moins possible ; mais leur émis- » sion peut devenir très laborieuse quand ils se forment dans

» la vessie. De là la nécessité de titrer avec prudence la » solution de silicate destinée aux injections vésicales.

» Je n'ai point vérifié les propriétés antizymotiques du » silicate de soude dans le traitement des maladies de na- » ture infectieuse, telles que le typhus, la fièvre typhoïde, le » choléra, etc., etc. Mais je crois que pour purifier l'orga- » nisme tout entier, il faudrait élever le silicate à des doses » qui deviendraient promptement mortelles, ne fût-ce que » par la coagulation de l'albumine du sang. »

On avait déjà dit que le silicate de soude à l'intérieur pouvait être dangereux. Cela dépend des doses auxquelles il est employé. J'ai prescrit très souvent, depuis plusieurs années, les granules et le sirop de silicate de soude de Fournier, à des doses qui représentaient jusqu'à 60 et 80 centigrammes de ce sel dans les vingt-quatre heures, sans avoir jamais constaté le moindre inconvénient sérieux. Je dois dire, au reste, que je n'ai préconisé l'usage de ce médicament dans mon *Traité de l'Herpétisme*, qu'après l'avoir expérimenté longtemps sur des animaux. Les applications thérapeutiques ont été faites ensuite. J'en ai consommé moi-même 15 grammes en vingt-cinq jours, à des doses quotidiennes qui ont varié depuis 30 jusqu'à 80 centigrammes. Toutefois je ne conseille pas de dépasser cette limite.

Au surplus, le silicate de soude soluble est un médicament extrêmement énergique qui agit à faibles doses (depuis 10 jusqu'à 20 ou 30 centigrammes par jour), pourvu que son usage soit continué pendant un certain temps ; et cela peut d'autant mieux se faire, qu'il n'a pas l'action dyscrasique des autres sels alcalisés.

Depuis la découverte de Dumas, j'ai eu l'occasion de prescrire ce médicament à des phthsiques, dans le but de combattre l'action catalytique du pus qui infectait l'organisme et de diminuer l'exsudation purulente des excavations pulmonaires.

Eh bien, je dois à la vérité de dire que j'ai vu la fièvre vespérine, les irritations buccales, la diarrhée et les sueurs nocturnes diminuer, en même temps que l'appétit augmentait et que les fonctions digestives étaient régularisées. Je n'ai jamais employé plus de deux à trois cuillerées ordinaires du sirop de Fournier en vingt-quatre heures, soit de 20 à 30 centigrammes de silicate de soude.

J'ai triomphé plusieurs fois, au moyen de ce médicament, de la cachexie paludéenne, chez des malades qui avaient épuisé presque toutes les ressources de la thérapeutique.

Jusqu'à quel point le silicate de soude pourrait-il empêcher l'action catalytique des matières qui produisent la phthisie dans l'herpétisme et la scrofule? C'est ce qu'il m'est impossible de dire quant à présent.

En tout cas, on entrevoit le rôle important que les eaux minérales silicatées sont appelées à remplir dans la thérapeutique. Leur application au traitement de la phthisie et de tant d'autres affections zymotiques si difficiles à enrayer dans leur désastreuse évolution, mérite toute l'attention des praticiens. Si cette médication répondait aux espérances qu'on est en droit de fonder sur elle, je serais amplement récompensé des efforts que je fais depuis plusieurs années pour la vulgariser dans le monde médical.

Presque toutes les eaux minérales renferment de la silice libre ; mais on ne compte pas beaucoup de sources silicatées. Celles dans lesquelles l'analyse a révélé le plus de silicates sont la source *des Œufs* (Griffon F.) et la source de *Mahourat*, à Cauterets. Encore ces sources ne contiennent-elles par litre, la première que 0g,143 de silicates (0g,121 de silicate de soude et 0g,022 de silicate de chaux); et la seconde que 0g,107 (0g,0625 de silicate de soude et 0g035 de silicate de chaux). Voici, d'ailleurs, comment il faut classer les principales eaux sulfureuses des Pyrénées, d'après leur richesse en silicates et sels alcalisés :

Cauterets (certaines sources),
Ax,
Barèges,
Amélie,
Molitg,
Olette,
Saint-Sauveur,
Vernet,
Luchon,
Eaux-Bonnes,
Eaux-Chaudes.

Il y a aussi des silicates de soude et de chaux dans les eaux de Plombières, mais en quantité bien moindre que dans plusieurs sources de Cauterets, d'Ax et de Barèges.

On a attribué aux sulfites et hyposulfites alcalins des propropriétés antizymotiques qui les rapprocheraient du silicate de soude. Cela est possible ; mais mon expérience personnelle ne me permet pas de me prononcer. Néanmoins cette action des sulfites et hyposulfites me paraît être bien inférieure à celle des silicates alcalins, si je dois en juger par les résultats que l'on obtient de l'usage des eaux sulfitées et hyposulfitées sodiques. En effet, je n'ai jamais vu ces eaux diminuer la fièvre ni les autres accidents produits par la suppuration chez les phthisiques.

§ VI.

Modifications directes, immédiates, produites dans les éléments histologiques du sang par les eaux minérales. — Action dyscrasique des eaux très riches en sels alcalisés. — Les eaux sulfurées sodiques modifient-elles les hématies et le plasma du sang? — Les eaux arsenicales agissent-elles comme l'oxyde de carbone sur les hématies? — Les eaux ferrugineuses ne modifient pas directement les hématies; mais leurs principes actifs sont fixés par les substances coagulables du plasma.

Je n'ai pas besoin de faire remarquer combien il est difficile de déterminer les modifications que les eaux minérales font subir directement aux éléments histologiques du fluide nourricier de l'économie. Aussi nos connaissances sur ce point se bornent-elles jusqu'à présent à l'action des eaux très riches en sels alcalisés.

On sait aujourd'hui que la fibrine ne préexiste pas à la coagulation du sang, comme on l'a cru pendant longtemps, mais qu'elle résulte du dédoublement de la plasmine en fibrine concrète et fibrine dissoute qui reste liquide dans le sérum. Or, une solution même très faible (au millième) soit de potasse, soit de soude, ou des carbonates, phosphates et sulfates de ces bases empêchent le dédoublement de la plasmine. D'un autre côté, les mêmes solutions ramollissent les hématies ou globules rouges, diminuent leur élasticité et finissent même par les dissoudre si elles sont concentrées. Voilà pourquoi l'introduction des sels alcalisés en excès dans le sang modifient la constitution de cette humeur et déterminent une véritable dyscrasie albumineuse, car celle-ci se rapporte en même temps aux hématies et au plasma.

Quoiqu'il n'y ait qu'un rapport très éloigné à établir entre les eaux minérales riches en sels alcalisés et les solutions préparées avec des sels analogues, ces eaux n'en ont pas moins des effets identiques à ceux que je viens de signaler, et même plus accentués encore, par la raison que les eaux minérales naturelles sont infiniment mieux absorbées que les solutions artificielles, et que leurs principes minéralisateurs possèdent une activité plus grande.

Au reste, la dyscrasie produite par les eaux alcalines est un fait trop vulgaire pour qu'on puisse le contester. « L'ob-» servation clinique, conforme aux données de la chimie, a » montré maintes fois les déplorables effets de l'abus des » alcalins, dit le professeur Hirtz. Cet abus n'a jamais été » porté plus loin que de nos jours. Non-seulement le champ » de leur administration, sous l'influence de certaines théo-» ries chimiques, a été élargi outre mesure, mais la tendance » aux hautes doses et à l'emploi indéfini a été poussé à » l'extrême. Beaucoup de malades, au lieu de se con-» tenter d'un effet salutaire, mais limité, produit par les » eaux de Vichy ou de Carlsbad, ont compromis leur santé » en s'ingurgitant des quantités fabuleuses de liquides alca-» lins et donné naissance à une nouvelle maladie connue » sous le nom de cachexie alcaline. La bouffissure, l'amai-» grissement, la prostration des forces, et chez quelques-uns » un état scorbutique et des hypostases pulmonaires, sont les » caractères principaux de cette cachexie. Il faut espérer que » l'appel fait à la modération par d'éminents physiologistes » (Magendie) et par d'illustres cliniciens (Trousseau) finira

» par être entendu. *(Nouveau Dict. de méd. et chirurg. prat.*, » t. I, p. 596.) »

Quelques médecins hydrologues ont attribué aux eaux sulfurées sodiques une action directe sur les hématies et le plasma, d'après quelques expériences de laboratoire. Mais il n'y a aucun rapprochement à établir entre les eaux bi-carbonatées sodiques, éliminées presque en nature par l'excrétion rénale, et les sulfurées sodiques, dont l'élément sulfureux est assimilé ou transformé complètement, puisqu'on ne le retrouve ni dans les sécrétions, ni dans les excrétions. Quoi qu'il en soit, je dois indiquer les prétendues modifications produites dans les hématies et le plasma par les eaux sulfurées sodiques.

Wœhler et Liebig ayant constaté que le sulfure, l'hyposulfite et le sulfite de soude agissent sur le sang en lui enlevant une partie de son oxygène, le docteur Lambron pense qu'il doit en être ainsi pour le principe sulfureux des eaux minérales introduit dans le corps humain (*Op. cit.*, p. 525), comme si ce principe, après avoir traversé les organes de la digestion et de l'absorption, arrivait dans les vaisseaux aussi intact que dans un vase de laboratoire.

Voilà donc, d'après cette hypothèse, le fluide nourricier de l'économie dépourvu plus ou moins de l'élément indispensable à l'entretien de la vie et à la réparation organique. Mais qu'on se rassure : il y a des accommodements avec les théories ; elles se plient à toutes les exigences. Si le sang perd de son oxygène par l'action des eaux, il en prend davantage à l'air par l'acte de la respiration (Mialhe) ; ce qui fait dire à Lambron : « Quelle condition heureuse déjà pour combattre » les maladies chroniques que cette activité imprimée à » l'oxygénation du sang ! Celui-ci, en effet, a une action » bien plus puissante pour aller activer le grand acte vital » qui se passe dans le système capillaire, pour changer nos » humeurs et conséquemment pour modifier les déviations » et les productions morbides dont souffrent certains organes » ou l'organisme tout entier. »

Ce n'est pas tout : Astrié a démontré expérimentalement que les sels alcalins des eaux sulfureuses dissolvaient la fibrine du sang, tout en conservant aux globules leurs formes et leurs propriétés. Et alors le docteur Lambron d'ajouter : « Quels avantages non moins efficaces pour la cure des ma- » ladies chroniques que cette fluidification du sang produite » non-seulement sans altération de l'élément globulaire, » l'agent direct de la réparation de nos tissus, mais en » mettant ce dernier dans des conditions plus favorables à » l'assimilation ! En effet, le sang, avec de semblables con- » ditions, peut traverser plus aisément les capillaires plus ou » moins engorgés des points malades et des points où la » circulation est pour ainsi dire abolie, soit par insuffisance » du ressort vital de la fibre, soit par insuffisance de l'influx » nerveux, ou par la présence d'un sang appauvri, vicié, trop » peu excitateur, et même pour toutes ces conditions réunies. » Par cet abord plus facile d'un fluide nourricier meilleur, » on comprend que *la vie et la santé doivent revenir*. »

Si cette théorie ne satisfait pas tout le monde, on ne peut lui refuser le mérite d'être très consolante pour les malades. (Gigot-Suard, *Études méd. et scient. sur les Eaux de Cauterets*, page 150.)

On a vu précédemment (page 66) que, d'après certains observateurs, l'arsenic se combinerait aux hématies comme l'oxyde de carbone, et enrayerait ainsi l'activité des échanges qui s'opèrent entre l'oxygène et l'acide carbonique. D'où il suit que les eaux arsenicales auraient aussi une action directe sur les globules rouges du sang. Mais cette théorie n'est encore qu'une hypothèse fort discutable.

Les eaux ferrugineuses n'agissent pas seulement par le fer qu'elles renferment ; mais on ne peut nier non plus que leurs principaux effets ne doivent être rapportés à cet agent thérapeutique. Or, le fer, sous quelque forme que ce soit, modifie-t-il d'une manière directe, immédiate, les globules rouges du sang ? Je ne le crois pas pour les raisons suivantes :

D'abord, en admettant qu'il y ait réellement diminution

du fer dans la chlorose et l'anémie (ce que plusieurs physiologistes, Cl. Bernard entre autres, ne tiennent pas pour certain), la quantité de ce métal contenue dans l'économie est si faible, que l'alimentation suffit amplement à la réparation. Et s'il en était autrement, comment l'hydrothérapie guérirait-elle la chlorose, le mercure l'anémie syphilitique, et le quinquina l'anémie paludéenne? En second lieu, l'expérimentation a prouvé que le fer et ses composés, introduits dans le sang, sont fixés par les substances coagulables du plasma (sérine, plasmine) et non directement par les hématies. Nous sommes donc obligés de reconnaître que les préparations martiales et par conséquent les eaux minérales naturelles ferrugineuses, au lieu d'agir immédiatement sur les hématies, donnent aux organes la puissance nécessaire pour assimiler le fer des aliments.

Telle était aussi l'opinion de Trousseau. « Voyez, disait le » grand clinicien dans ses admirables leçons à l'Hôtel-Dieu » de Paris, où conduit la théorie de ceux qui veulent trouver » dans le médicament les principes constitutifs des organes. » Dans l'anémie syphilitique, dans l'anémie palustre, il fau- » dra qu'ils accordent au mercure et au quinquina le même » rôle que celui qu'ils font jouer au fer dans l'anémie chlo- » rotique. Vous savez, du reste, combien puissants sont le » mercure et le quinquina pour reconstituer le sang et pour » lui rendre par conséquent le fer qui lui manque.... N'êtes- » vous pas frappés de cet autre fait bien curieux : à la suite » d'une émotion morale vive ou pour toute autre cause, les » règles à peine commencées se suppriment tout à coup, et la » chlorose apparaît souvent dans l'espace de quelques jours. » La maladie dure longtemps, puis, sans qu'on puisse en » bien connaître les causes, un flux menstruel abondant se » produit, et après quelques jours la santé semble se rétablir. » Dans le dernier cas, la perte du sang et du fer qu'il contient » a été la condition du retour à la santé ; dans le premier, » il a été perdu trop peu de sang et le fer disparaît des glo- » bules. Vous conviendrez que l'interprétation n'est pas

» facile pour ceux qui veulent trouver dans le fer préparé par » le pharmacien l'élément de la réparation du sang... Si l'on » accepte que la chlorose n'est qu'un état névrosique, à re- » tentissement prochain sur la composition du sang, peut- » être ne faudrait-il voir dans les préparations ferrugineuses » que des modificateurs du système nerveux qui agiraient » sur l'anémie chlorotique, au même titre que le mercure ou » l'iodure de potassium et le quinquina agissent sur les ané- » mies syphilitique et palustre. (*Clinique médicale de l'Hôtel-* » *Dieu de Paris*, t. III, p. 552.) »

Le fer seul pourrait guérir la chlorose, si l'on admettait avec Trousseau qu'il est le spécifique de cet état pathologique, comme le mercure est le spécifique de la vérole. Or, on sait que la médication ferrugineuse n'est pas l'unique moyen de reconstituer les globules rouges du sang; une hygiène bien entendue suffit quelquefois. Il me semble donc plus rationnel de supposer que les préparations martiales, d'abord fixées par les substances coagulables du plasma, favorisent la reconstitution des hématies et l'assimilation du fer des aliments, que ce phénomène ait lieu directement ou par une modification particulière du système nerveux.

§ VII.

Action des eaux minérales sur l'appareil vasculaire sanguin. — Les eaux sulfureuses sont-elles sédatives de la circulation? — Effets sthéniques des eaux de Cauterets sur les nerfs vaso-moteurs. — Action des eaux bi-carbonatées sodiques. — Ralentissement de la circulation capillaire et sédation de l'hématocausie sous l'influence de l'arsenic. — Eaux arseniquées. — Les eaux chlorurées sodiques sont excitantes de la circulation. — Certaines eaux peu minéralisées sont primitivement excitantes par leur haute thermalité. — Les eaux minérales employées à l'extérieur agissent sur le système vasculaire par leur température et leurs principes constituants. — Fièvre thermale.

Les eaux minérales impressionnent le système vasculaire, comme le système nerveux, de deux façons différentes : elles sont excitantes ou sédatives ; mais il est nécessaire de faire la part, dans ces deux modes d'action, de la température et de la composition chimique des sources. Je ne reviendrai pas sur l'action du calorique, dont il a été question déjà (page 70). Quant aux effets dus à la composition des eaux, on ne pourra les déterminer d'une manière rigoureuse qu'à la condition d'observer séparément ceux qui résultent de l'usage interne et ceux que produisent les applications extérieures. Cette méthode a été peu suivie jusqu'à présent, d'où les contradictions qu'on rencontre dans les résultats obtenus par différents observateurs pour une même espèce d'eaux minérales. Telle est certainement la cause des erreurs qui me paraissent avoir été commises relativement à l'action de certaines eaux sulfurées sodiques sur le système vasculaire.

Plusieurs médecins hydrologues ont attribué des effets exclusivement sédatifs aux eaux sulfureuses. Ainsi Gerdy a observé à Uriage une dépression notable de la circulation, une diminution du pouls et des battements du cœur ; dans ses expériences il a compté, en moyenne, huit ou dix pulsations au-dessous de l'état normal. Lambron, à Luchon ; Dupasquier, à Allevard ; et Bouland, à Enghien, ont remarqué le même phénomène. Armieux a conclu de cent observations que, dans la majorité des cas, la circulation se ralentit d'une façon remarquable sous l'influence des eaux de Barèges. Je suis arrivé à des résultats opposés pour les eaux de Cauterets, par de nombreuses et patientes recherches dont voici le résumé :

Les eaux de Cauterets modifient différemment la circulation du sang par leur action immédiate, selon que leur température se rapproche de celle du corps humain, comme la *Raillière*, ou qu'elles ont un degré supérieur, comme *César*, les *Espagnols*, *Mahourat*, les *Œufs* et le *Pré*.

L'eau de la *Raillière* exerce sur la circulation une action caractérisée par le ralentissement du pouls d'abord et son accélération ensuite. Ces phénomènes de sédation et d'excitation constituent deux périodes distinctes qui durent chacune environ trois heures. La période de réaction est généralement plus marquée que la période de sédation. Celle-ci est même à peine appréciable tant que la dose de l'eau minérale ne dépasse pas un demi-verre ordinaire. Les effets de l'eau de la *Raillière* sont d'autant plus marqués que sa dose est plus considérable et son usage plus longtemps continué. Ce n'est qu'au bout d'un certain temps, ordinairement vingt jours, que la moyenne générale du pouls s'élève, et cette élévation ne se prolonge pas au-delà de quelques jours après l'usage de l'eau.

Les *Espagnols*, *César*, *Mahourat*, les *Œufs* et le *Pré* ont des effets primitifs un peu différents, par suite de leur température plus élevée. Pendant la première demi-heure qui suit l'ingestion de l'eau, le nombre des pulsations artérielles augmente au lieu de diminuer, puis la circulation se ralentit peu à peu, pour revenir au rhythme qu'elle avait avant l'usage de l'eau, et même un peu au-dessous après une ou deux heures. Mais les effets consécutifs sont à peu près les mêmes, c'est-à-dire que la réaction succède aussi à la sédation. Toutefois il importe de faire observer que les sources hyperthermales de Cauterets n'élèvent pas les pulsations artérielles, dans la période de réaction, au chiffre que celles-ci atteignent par l'action de l'eau de la *Raillière*.

Comment se fait-il donc que Armieux ait constaté des effets différents avec les eaux de Barèges, qui se rapprochent beaucoup de celles de Cauterets par leurs caractères physiques et chimiques? La raison en est bien simple, et on la saisira de suite en comparant les tableaux de l'ouvrage de mon savant confrère (*Études médicales sur Barèges*, page 300) avec les miens, (*Études médicales et scientifiques sur Cauterets*, pages 153 et suivantes). En effet, tous les malades chez lesquels le docteur Armieux a étudié l'état du pouls ont suivi un traitement complexe et hyperthermal. L'eau minérale était employée, chez ces malades, en boisson à la dose de trois ou quatre verres par jour et à la température de 43° c., en bains de piscine à une température fixe de 36° c., et en douches à une température probablement plus élevée encore. Que le docteur Armieux substitue à l'eau de Barèges de l'eau ordinaire employée dans des conditions identiques, et il verra l'hyposténisation se produire de la même manière. Cette sédation est la conséquence inévitable de l'application du calorique, comme je l'ai déjà dit.

Dans mes expériences, au contraire, l'eau a été employée exclusivement en boisson. De plus, j'ai compté les pulsations artérielles toutes les trente minutes, pendant les trois heures qui ont suivi l'ingestion de l'eau, et toutes les heures de midi à cinq heures et de sept heures à dix heures du soir. Armieux se bornait à trois observations : il consultait le pouls une première fois avant que le malade commençât la cure thermale, puis il l'explorait de nouveau après le quinzième bain, et une troisième fois après le trentième.

Il était donc impossible que, placé dans des conditions aussi différentes, le docteur Armieux obtînt des résultats identiques aux miens.

Mes expériences prouvent que les eaux sulfurées sodiques de Cauterets agissent sur le système vasculaire de la même façon que les applications excitantes de l'eau froide à la surface du corps : le pouls se ralentit d'abord et s'accélère ensuite. Ce qui complète le rapprochement, c'est l'augmentation de la chaleur mesurée sous l'aisselle et sous la langue pendant l'usage des eaux de Cauterets prises en boisson, de même que pendant le traitement hydrothérapique, lorsque la réaction s'opère franchement. L'action des eaux de Cauterets est donc sthénique, et il y a tout lieu de croire qu'elle s'exerce par l'intermédiaire des nerfs vaso-moteurs, dont les uns président à la contraction des vaisseaux et les autres à leur dilatation, ainsi que Virchow et Schiff l'ont prouvé. L'activité de la circulation est en raison directe de l'intensité de ces mouvements alternatifs de contraction et de dilatation, lesquels constituent la contractilité vasculaire. Je suis disposé à croire que les effets sédatifs produits par les eaux sulfureuses prises en boisson sont d'autant plus accentués que ces eaux dégagent une plus grande quantité de gaz sulfhydrique. C'est pourquoi les eaux de Luchon n'ont pas sur l'appareil vaso-moteur une action sthénique aussi franche que les eaux de Cauterets et de Barèges, remarquables par leur fixité. C'est pourquoi aussi les eaux sulfhydriquées, telles que Enghien, Pierrefonds, etc., sont tout à fait sédatives de la circulation.

D'après quelques médecins hydrologues, Barthez entre autres, les eaux bi-carbonatées sodiques tendraient à diminuer plutôt qu'à augmenter les battements du pouls ; mais ces phénomènes n'ont pas été constatés par les autres praticiens de Vichy. Rotureau admet, au contraire, que les eaux franchement bi-carbonatées sodiques augmentent l'activité de la circulation. (*Eaux d'Allemagne*, p. 243.)

Les eaux véritablement sédatives doivent être les eaux arséniquées, si l'on en juge par les effets de l'arsenic sur le pouls et la chaleur animale.

Devergie a déclaré, dans le cours d'une discussion académique, que l'arsenic est un hyposthénisant et qu'il l'a presque constamment vu, dans le traitement des maladies de la peau, amener l'anémie chez les sujets affectés de psoriasis, lesquels sont habituellement doués d'une forte constitution où prédomine l'élément sanguin.

Lamarc-Picquot attribue aux arsenicaux une influence hyposthénisante et une action antiplastique qui diminuerait la proportion des globules rouges dans le sang.

Il résulte des expériences de Brettschneider, Schmidt, Stürzwag et Lolliot que, sous l'influence de l'arsenic, il y a diminution de l'urée et abaissement de la température. Je me suis assuré moi-même, chez plusieurs malades traités par l'acide arsénieux ou l'arséniate de soude, que le pouls devenait moins fréquent et que la chaleur animale diminuait. Papillaud a constaté aussi l'action sédative de l'arsenic. « Ses doses, dit-il, ne pouvant être élevées dans les propor-» tions des doses du tartre stibié, on n'obtient pas avec lui

» ces diminutions de dix à douze pulsations par minute qui » sont un des effets ordinaires de ce dernier médicament à » hautes doses fractionnées ; mais on obtient, par son usage » continu avec des quantités qui varient de 1 ou 2 milli- » grammes à 1 ou 2 centigrammes par jour, une réduction de » deux à six pulsations par minute chez les sujets dont la cir- » culation est physiologiquement ou pathogéniquement exa- » gérée en fréquence. Ce résultat, qui a moins d'apparence » que celui obtenu par les doses rasoriennes du tartre stibié, » est en revanche plus durable. (*Études sur les médications » arsenicale et antimoniale*, p. 31.) »

L'arsenic, en tant que sédatif de la circulation, agit-il à la manière de la digitale, c'est-à-dire en paralysant la contractilité des fibres musculaires du cœur ? Assurément non, car son action hyposthénisante, infiniment moins accusée que celle de la digitale, s'accompagne de phénomènes qui indiquent que c'est sur des éléments d'un autre ordre qu'il concentre ses effets : par exemple, l'augmentation de l'embonpoint, l'aspect plus favorable de l'habitude extérieure du corps, le ralentissement de la respiration, etc. Ces phénomènes me paraissent résulter plutôt de l'action directe, immédiate de l'arsenic sur le nœud vital, dont il modifie l'activité automatique, que sur le système vasculaire lui-même. Ainsi s'expliqueraient la diminution du besoin de respirer, le ralentissement de la circulation capillaire et la sédation de l'hématocausie (oxydation du sang).

Le professeur Gubler serait disposé à attribuer la diminution de l'oxydation du sang à une action pathogénique de l'arsenic sur l'appareil nerveux vaso-moteur, ce qui donnerait la raison de ses effets fébrifuges et antipériodiques, du calme des mouvements respiratoires et de la consommation moindre des substances hydrocarbonées. (*Commentaires thérapeutiques du Codex*, p. 381.)

Quoi qu'il en soit, il est certain que, par suite de l'action sédative qu'il exerce sur l'hématocausie et la circulation capillaire, l'arsenic tend à favoriser les congestions. J'ai eu plusieurs fois l'occasion de constater ce fait chez des malades qui ont éprouvé de violentes hémoptysies après l'usage des eaux de la Bourboule. Il est vrai qu'une tendance aux congestions pulmonaires existait déjà chez ces malades.

Voici les principales sources dans lesquelles on a trouvé de l'arsenic :

La Bourboule (J. Lefort)	0g,0146	d'arséniate de soude.
Vichy (Bouquet)....................	0 ,003	d'arséniate de soude.
Bussang............................	0 ,002	d'arsenic.
Cransac (Richard)	0 ,009	de sulfure d'arsenic.
Mont-Dore (J. Lefort)..............	0 ,0009	d'arséniate de soude.
Mamman-Maskoutine (Tripier)	0 ,0005	d'arsenic.
Plombières (Jutier et Lefort).......	Traces	d'arséniate de soude.

On voit que, à part les sources de la Bourboule, les eaux dites arséniquées ne renferment qu'une quantité très minime, presque infinitésimale d'arsenic. Et puis, parmi ces dernières, ce sont précisément celles qui renferment le moins de ce principe actif auxquelles on attribue les effets de la médication arsenicale. Par exemple, si les eaux du Mont-Dore, dans lesquelles on ne rencontre pour ainsi dire que des traces d'arséniate de soude, doivent à cette substance leur action contre certaines affections des voies respiratoires, comment se fait-il que celles de Vichy, de Bussang et de Cransac, qui sont beaucoup plus arsenicales, ne présentent pas d'applications convenables aux mêmes états pathologiques? Il faut reconnaître qu'il y a là une contradiction qui démontre combien est peu fondée l'opinion d'après laquelle les eaux du Mont-Dore agiraient par l'arsenic qu'elles renferment. Personne, d'ailleurs, n'ignore qu'on a trouvé de l'arsenic dans une foule de sources différemment minéralisées : ainsi Filhol et Reveil en ont découvert dans la barégine des *Œufs* à Cauterets ; Chevalier, dans le résidu laissé par l'eau de Contrexéville évaporée ; Wœlher et Figuier dans la généralité des eaux ferrugineuses. D'après Tripier, l'arsenic pourrait se trouver dans toutes les eaux, à l'exception peut-être de celles qui ne contiennent que de l'hydrogène sulfuré libre (Gigot-Suard, *Herpétisme*, p. 432). Ne nous étonnons donc pas si le nombre des eaux prétendues arséniquées augmente tous les jours.

Parmi les eaux excitantes de la circulation, je citerai les chlorurées sodiques simples ou composées, fortes, moyennes ou faibles. Il est désirable que les médecins qui pratiquent dans les stations où ces eaux sont appliquées si avantageusement contre certaines maladies nous fassent connaître, d'une manière précise, les modifications qu'elles produisent dans l'appareil vasculaire quand elles sont employées en boisson exclusivement.

On a attribué aussi à certaines eaux peu minéralisées, comme celles de Plombières et de Néris, des effets excitants dus certainement à leur haute thermalité et par conséquent passagers. C'est pourquoi l'hyposthénisation succède ordinairement à l'excitation.

Dans leurs applications en bains et en douches, les eaux minérales agissent sur l'appareil vasculaire par leur température et leur composition. J'ai obtenu les résultats suivants avec les eaux de Cauterets :

Pendant un bain à la limite thermique (de 34° à 35° c.), ralentissement du pouls ou action sédative sur la circulation; après le bain, réaction, c'est-à-dire accélération progressive du pouls, déterminant, dans l'espace de quatre ou cinq heures, une augmentation de 10 à 30 pulsations par minute sur le chiffre initial, suivant les sources. Plus la température du bain se rapproche de 33° c., plus la sédation est marquée ; la réaction est aussi plus intense, à la condition toutefois de ne pas donner au bain une durée trop longue, et surtout de ne pas le prolonger jusqu'à ce qu'il produise la sensation du froid. L'eau de *César*, celles des *Espagnols* et de *Pauze-Nouveau* m'ont paru avoir des effets primitifs différents des précédents: pendant le bain, même à la température de 34° c., le nombre des pulsations artérielles a augmenté au lieu de diminuer. L'action physiologique d'un bain au-dessous de 33° c. ne diffère pas de celle d'un bain frais ou d'un bain froid d'eau ordinaire, si ce n'est que, dans ce dernier, la réaction se fait un peu moins promptement, moins énergiquement, et que l'augmentation progressive de la chaleur de la peau, qui suit ordinairement le bain, est moins considérable. Nous avons vu enfin, lorsqu'il a été question des effets du calorique, que le pouls s'accélère pendant un bain dont la température dépasse la limite thermique, mais qu'il tombe ensuite au-dessous de sa moyenne ordinaire.

Je ne dois pas terminer cet aperçu sur les modifications que les eaux minérales produisent du côté de l'appareil vasculaire, sans parler de la fièvre thermale, et j'appliquerai aux eaux minérales, en général, ce que j'ai dit de cette fièvre à propos des eaux de Cauterets :

« Les modifications que les eaux déterminent dans la circulation du sang sont insensibles pour le sujet et perceptibles seulement pour le médecin attentif, auquel elles ne sauraient échapper; elles sont, en un mot, d'un ordre physiologique. Mais si l'accélération de la circulation est permanente ; si les perturbations organiques qui accompagnent tout mouvement fébrile se manifestent, telles que l'inappétence, la courbature, l'insomnie, une grande irritabilité, etc., c'est la fièvre thermo-minérale qui commence. Ce phénomène a donné naissance aux théories les plus fausses, aux conceptions les plus exagérées. Il y a peu de temps encore, on attachait une telle importance à la fièvre thermale, qu'on la tenait pour indispensable au succès de tout traitement hydrologique. Aujourd'hui, grâce à une saine analyse des actions physiologiques et pathogéniques des eaux, cette opinion ne peut plus être admise que par les médecins qui n'ont jamais eu l'occasion d'observer les effets d'un traitement thermo-minéral. Lorsque la fièvre thermale se déclare, elle provient ou du défaut d'assimilation des eaux, ou de la saturation, ou de congestions organiques, ou enfin de l'exaspération de certains états pathologiques existant déjà. (*Études méd. et scient. sur Cauterets*, p. 159.)

§ VIII.

Action des eaux minérales sur le système lymphatique. — Eaux iodurées et bromurées. — Eaux chlorurées sodiques.

Si l'on se rappelle que j'ai considéré la scrofule comme une maladie constitutionnelle caractérisée, d'une part, par le développement anormal du système lymphatique (vaisseaux, ganglions et tissus conjonctifs), de l'autre, par la présence en excès dans l'économie de matières excrémentitielles provenant d'une sanguification incomplète et d'une nutrition vicieuse, on entreverra de suite les conséquences thérapeutiques de cette définition. Activer la circulation capillaire, régulariser la sanguification et la nutrition, débarrasser les humeurs constituantes des matériaux qui les vicient, voilà trois indications qu'il est indispensable de remplir pour arriver à la guérison radicale de la scrofule, et auxquelles répondent des eaux minérales de nature différente : ainsi les eaux sulfurées sodiques, les chlorurées sodiques et les chlorurées sodiques sulfureuses. Quant à la quatrième indication (diminuer l'exubérance des tissus lymphatiques), elle peut être remplie directement par des modificateurs spéciaux de ces tissus, ou bien les effets qu'elle comporte peuvent résulter eux-mêmes des changements opérés dans la circulation capillaire, la sanguification, la nutrition interstitielle et la crâse des humeurs constituantes. Or, l'expérience a prouvé que l'iode et le brome agissent sur la nutrition normale du système lymphatique et des glandes en augmentant le travail de désassimilation; il serait peut-être plus exact de dire en diminuant le travail de reproduction, et, par conséquent, les hyperplasies.

Trousseau et Pidoux ont rangé l'iode et le brome parmi les *altérants*, médicaments qui, d'après la définition de ces deux célèbres thérapeutistes, « dénaturent le sang et les humeurs diverses, les rendent moins propres à servir à l'acte de la nutrition et à fournir des matériaux aux phlegmasies aiguës et chroniques, et qui, peut-être, agissent en rendant impossible la génération des produits épigénétiques. »

« Nous considérons, dit Jeannel, ces phrases scientifique- » ment déduites comme propres à enguirlander, au goût » du temps, l'abîme qui sépare encore trop souvent ces deux » termes : maladie... remède. Les *altérants* d'aujourd'hui » sont, à peu de choses près, les dépuratifs d'autrefois. Que » le mercure ou l'arsenic, que l'iode ou le soufre, que les al- » calins ou les purgatifs guérissent comme dépuratifs ou » comme altérants, l'un ou l'autre qualificatif nous paraît » apporter peu d'éclaircissements au fond du problème, et le » second nous semble même plus vague que le premier. » *(Dict. de Méd. et de Chir. prat.*, t. XI, p. 183.) »

Mieux vaudrait dire, en effet, que nous ne savons pas comment agissent certains médicaments, que de leur donner une qualification qui n'a aucun sens précis.

L'iode et le brome ont-ils sur les tissus lymphatiques des effets physiologiques et pathogéniques bien accusés ? Il est incontestable que les éléments lymphatiques et glandulaires dominent dans les affections provoquées par l'iode : ainsi on observe, du côté des muqueuses, un œdème sous-conjonctival avec boursoufflement des paupières, un écoulement plus ou moins abondant des narines, des bronches, de l'intestin, et même de l'urètre; du côté de la peau, une éruption érythémateuse qui offre beaucoup de rapports avec la lymphite superficielle, ou une sorte d'acné peu différente de l'acné scrofuleuse, dont elle représente assez bien les variétés *punctata* et *indurata*. On a signalé aussi une forme papuleuse, qui semble être plutôt le commencement ou un mode de terminaison de la forme pustuleuse.

Notons encore que les affections iodiques se développent surtout chez les individus lymphatiques ou scrofuleux.

Il n'y aurait donc que les eaux iodées et bromurées qui modifieraient directement les tissus lymphatiques. Mais il me paraît difficile de ne pas accorder aussi aux eaux chlorurées sodiques une action spéciale sur ces tissus ou sur la lymphe elle-même ; je vais dire pourquoi.

De toutes les eaux minérales, ce sont les chlorures sodiques simples ou sulfurées, ou bromo-iodurées, qui modifient le mieux, ou du moins le plus profondément, la constitution scrofuleuse. Or, voici comment elles agiraient, d'après un des médecins les plus autorisés dans la matière :

« Quel est le résultat obtenu par les bains d'Uriage (chlo- » rurés sodiques sulfureux) ? Matériellement, une stimulation » à la peau ; organiquement, une augmentation des forces. » Analysons en quelques mots ces deux effets successifs et » connexes. Sur la peau, on remarque avant tout une modi- » fication importante de son état apparent. La transpiration » s'accroît ; la chaleur devient plus sensible ; le sujet éprouve » des picotements, des démangeaisons plus ou moins pro- » noncées, sensations variables, il est vrai, quant à leur » intensité et à leur durée, mais ne faisant presque jamais » absolument défaut, au bout d'un certain temps. C'est alors » que se manifestent souvent ces éruptions tégumentaires » diverses, depuis la simple rougeur érythémateuse fugace » jusqu'aux formes rappelant les dermatoses communes les » plus franchement accusées, papuleuses à type d'urticaire, » vésiculeuses, furonculeuses, etc., éruptions qui peuvent » survenir sur toute l'enveloppe tégumentaire, ou seulement » sur quelques points. Toutefois la simple irritation cuta- » née, se traduisant par la chaleur accrue et par le simple » prurit sans altération durable de la peau, est le phéno- » mène que l'on rencontre le plus habituellement.

» Ce sont tous ces symptômes que l'on a groupés sous le » nom de *poussée*, de *psydracia thermalis*, symptômes qui » peuvent se présenter sous les formes et aux degrés les plus » divers, qui ont toujours un caractère salutaire, et dont les » bains constituent, du moins à nos thermes, le meilleur » modérateur. La poussée, il est vrai, se produit principale- » ment chez les personnes affectées de maladies de peau,

» mais une dermatose préexistante est loin d'être la condition *sine quâ non* de son développement. On l'observe » aussi, quoique en général à un moindre degré, chez les » individus lymphatiques ou scrofuleux. Si, dans ces cas, » elle manque ou n'apparaît qu'à un état en quelque sorte rudimentaire, la raison en est bien simple : c'est que chez » les malades de cette catégorie, le tégument est plus difficilement excitable. Mais, quoi qu'il en soit de cette résistance toute locale, on comprend que l'acte physiologique » est le même, et l'observation établit que cette réaction » cutanée, à quelque degré qu'elle apparaisse, est à la fois la » cause et le signe de l'influence la plus heureuse exercée sur » la constitution des malades dont nous parlons. Chez ces » derniers, en effet, comme nous l'avons dit, la peau est » blanche, décolorée, torpide, habituellement froide, humide au toucher, bouffie, flasque ; ses actes organiques, » si essentiels à la régularité de la nutrition générale, s'accomplissent de la manière la plus imparfaite, etc. Eh bien, » sous le coup de fouet des balnéations et des douches sulfureuses, la vitalité semble renaître dans cette membrane » éminemment vasculaire, et le retour, désormais assuré, » de sa fonction hématosique imprime un mouvement décisif » aux phénomènes intimes d'où va résulter la reconstitution de l'économie. Voie indirecte, sans doute, mais d'autant » plus précieuse qu'elle ne met hors de service aucun des » autres agents par lesquels la régénération peut simultanément s'opérer : la digestion, le sommeil, la respiration, etc.

» Ces voies plus directes trouvent également à s'utiliser » près de nos thermes. Si l'on administre l'eau en boisson, » prise à petites doses elle réveillera l'appétit, stimulera les » premières voies, et par suite excitera toutes les fonctions » de la vie nutritive. A dose purgative, elle exercera une » action dérivative précieuse chez beaucoup de scrofuleux » atteints de sécrétions abondantes, d'engorgements ganglionnaires, d'inflammation chronique des muqueuses ou » des os, etc., dérivation qui, sagement dirigée, peut devenir

» un auxiliaire avantageux du traitement général (Doyon, » *Ann. de la Soc. d'hyd. méd. de Paris*, t. XVIII, p. 107). »

Quoique cette citation soit un peu longue, j'ai cru devoir la faire *in extenso*, afin de montrer combien les effets des eaux chlorurées sodiques seraient simples, d'après l'appréciation de l'honorable inspecteur des eaux d'Uriage. Mais il y a bien des eaux qui stimulent la peau plus énergiquement encore que celles d'Uriage et qui augmentent aussi les forces, sans modifier pour cela, du moins très sensiblement, les constitutions lymphatiques et scrofuleuses. Pour ma part, je suis convaincu que les eaux chlorurées sodiques ne limitent pas leur action aux effets banals indiqués par le docteur Doyon. Je crois que non-seulement elles régularisent la nutrition interstitielle (c'est encore un effet banal), mais surtout qu'elles activent plus que toute autre espèce d'eaux minérales la sanguification aux dépens de la lymphe, soit par suite d'une action spéciale sur la composition et la vie propre de ce liquide, soit en imprimant une impulsion simultanée à la circulation capillaire et à la circulation lymphatique, soit enfin par la combinaison de ces différents effets. Ainsi diminueraient progressivement la suprématie des élaborations blanches et la tendance aux productions lymphoïdes.

§ IX.

Action des eaux minérales sur le système nerveux. — Effets médiats et immédiats. — Les effets immédiats doivent être distingués selon qu'ils proviennent des eaux prises en boisson ou employées à l'extérieur. — Toutes les eaux hyperthermales excitent le système nerveux quand elles sont prises en boisson. Les eaux arséniquées font peut-être exception. — Employées à l'extérieur, les eaux minérales sont excitantes des organes de l'innervation, si leur température dépasse la limite thermique; à cette limite et un peu au-dessous, elles sont excitantes ou sédatives. — Explication physiologique des effets des eaux minérales sur le système nerveux quand elles sont employées à l'extérieur. — Exemples d'eaux minérales excitantes et d'eaux minérales sédatives.

Les effets des eaux minérales sur l'innervation sont immédiats ou médiats ; immédiats, quand ils résultent de l'action directe des eaux ; médiats, lorsqu'ils se produisent par l'intermédiaire d'autres modifications organiques ou fonctionnelles.

De ce que le fer calme les accidents nerveux qui accompagnent la chlorose, il ne s'en suit pas qu'il faille lui attribuer des propriétés antispasmodiques ; car c'est un principe élémentaire en thérapeutique, que ce médicament agit indirectement sur l'innervation, c'est-à-dire en rétablissant l'équilibre entre le sang et les nerfs.

Beaucoup d'eaux minérales n'appaisent aussi les troubles nerveux de l'organisme que par les modifications qu'elles opèrent dans les fonctions végétatives. De même, lorsque les eaux sont mal tolérées, ou qu'il y a saturation, l'agitation, l'insomnie, l'inquiétude, l'agacement, la courbature qui en résultent n'ont point pour cause une action directe, immédiate, sur les organes de l'innervation. Un bain trop chaud, une douche trop longue, l'emploi simultané et quelquefois intempestif des procédés hydrobalnéaires les plus énergiques peuvent engendrer les mêmes phénomènes d'excitation. A. Buron ne me paraît pas avoir tenu compte de toutes ces circonstances, quand il a écrit que les eaux de Cauterets surexcitaient le système nerveux et qu'il y avait trois degrés dans leur action : 1° la période de simple agitation, qui ne doit pas faire interrompre le traitement et que tous les malades éprouvent ; 2° l'engourdissement du cerveau ; 3° la congestion permanente des vaisseaux de l'encéphale. (*Ann. de la Soc. d'hydrol. méd. de Paris*, t. VIII, p. 96.) J'avoue n'avoir rien vu de semblable, et cette différence dans les résultats de l'observation tient certainement au mode d'emploi des eaux.

Les effets immédiats des eaux minérales sur le système nerveux doivent être eux-mêmes distingués selon qu'ils proviennent des eaux prises en boisson ou employées à l'extérieur. Les eaux carboniques fortes sont sans contredit les plus excitantes : elles déterminent une stimulation cérébrale que caractérisent une ébriété particulière, de la titubation, des vertiges, des étourdissements, et qui peut provoquer des phénomènes de congestion et même d'hémorrhagie du côté du cerveau. La facilité avec laquelle les eaux de Vichy, celle des *Célestins* en particulier, favorisent la disposition aux congestions cérébrales tient surtout à la présence du gaz acide carbonique.

Les eaux chlorurées sodiques fortes et moyennes et principalement les chlorurées sodiques sulfureuses excitent aussi les organes de l'innervation.

J'ai fait remarquer, en parlant de l'action des eaux minérales sur le système circulatoire, que les effets sédatifs des sulfureuses paraissaient être en raison directe de la quantité de gaz sulfhydrique qu'elles produisaient; un rapport inverse semble exister pour leurs effets sur le système nerveux. Ainsi il est incontestable que l'eau sulfhydriquée d'Enghien dérange l'innervation plus facilement que les eaux des Pyrénées, et que, parmi ces dernières, celles de Luchon et de Bonnes sont plus excitantes que les eaux de Cauterets et de Barèges. De l'agitation nocturne, de l'insomnie, des rêves pénibles, des réveils en sursaut, un sentiment de pesanteur sur le sommet de la tête ou au-dessus des yeux, l'exagération de l'activité intellectuelle ou une tendance à l'assoupissement et aux congestions cérébrales, sont les phénomènes nerveux les plus ordinaires produits par les eaux sulfureuses. Il va sans dire que ces phénomènes ne se montrent pas régulièment chez toutes les personnes qui font usage de ces eaux. Il y en a même beaucoup qui n'éprouvent aucune excitation pendant toute la durée de la cure. Mon expérience personnelle me porte à croire, en ce qui concerne les eaux de Cauterets, que cette absence d'accidents nerveux prouve que le traitement est rationnel et bien supporté par les malades. Chez d'autres on voit d'anciennes douleurs, de vieilles névralgies se réveiller et même revenir à un état d'acuité insupportable. Cette stimulation exercée par les eaux sur des parties qui avaient été névralgiées déjà, ou qui étaient restées indemnes jusqu'alors, peut être un symptôme heureux dont l'apparition contribuera à enrayer la marche d'une affection beaucoup plus grave. C'est un mode de révulsion spéciale à l'action des eaux minérales.

Certaines sources peu minéralisées, telles que Plombières et Néris, sont excitantes des organes de l'innervation plutôt par leur température que par leur composition chimique.

Au reste, on peut dire qu'en général toutes les eaux hyperthermales excitent le système nerveux quand elles sont prises en boisson exclusivement, mais à des degrés différents, bien entendu. Les eaux arséniquées font peut être exception à cause de leur action spéciale sur la moelle allongée.

C'est surtout dans leurs applications externes que les eaux minérales modifient puissamment et avantageusement différentes parties du système nerveux, parce qu'on peut les ramener à une température déterminée.

Toutes les eaux employées à un degré qui dépasse la limite thermique (au-delà de 35° c.) excitent l'innervation comme la circulation ; seulement leur composition peut augmenter encore ces effets excitants : telles sont les chlorurées sodiques simples ou composées, les carboniques fortes, les bi-carbonatées sodiques et toutes les sulfureuses.

Maintenant si nous considérons les effets des eaux minérales employées à la limite thermique et même un peu au-dessous (de 35° à 33° c.), les uns sont excitants, les autres sédatifs. Dans ces conditions de thermalité, les nerfs de la peau jouent, par rapport à l'innervation générale, le rôle des capillaires par rapport à la circulation ; en d'autres termes, les modifications de l'innervation cutanée retentissent sur l'ensemble du système nerveux, de la même manière que tout le système vasculaire se ressent des modifications imprimées à la circulation capillaire périphérique par les eaux minérales. Ces effets centripètes ou réflexes s'expliquent par la topographie de l'innervation cutanée. Les nerfs du derme proviennent des trente et une racines spinales postérieures, sauf pour le segment antérieur de la tête, innervé par la grosse racine du trijumeau, et constituent dans la couche papillaire de riches plexus dont les filets se rendent aux corpuscules du tact ou à la partie superficielle du derme. D'un autre côté, les fibres sensitives ou postérieures produisent des phénomènes réflexes par l'intermédiaire de l'axe central qui les réunit, tandis que les nerfs qui émanent des racines spinales antérieures ne donnent naissance qu'à des phénomènes purement locaux et sont incapables de généraliser leur action. Point n'est besoin dès lors d'invoquer l'absorption des principes actifs des eaux (question réservée et dont je ne m'occuperai pas maintenant), pour expliquer les phénomènes d'excitation et de sédation que certaines eaux minérales produisent dans les filets nerveux sensitifs et moteurs et même dans le système nerveux central. Le point de départ de ces phénomènes réside, je le répète, dans les modifications que subit l'innervation cutanée.

Parmi les eaux qui, employées à la limite thermique ou au-dessous, sont excitantes, il faut placer en première ligne les chlorurées sodiques fortes ou moyennes (Bourbonne, Uriage, Balaruc, Bourbon-l'Archambault, etc.), spécialement excitantes de l'innervation motrice ; viennent ensuite les carboniques fortes, puis les bi-carbonatées sodiques fortes et moyennes.

Les eaux sulfureuses excitent ou calment les organes de l'innervation. A Cauterets, par exemple, le *Petit-Saint-Sauveur* jouit de propriétés éminemment sédatives, tandis que les autres sources sont plus ou moins excitantes. A Luchon, il y a aussi des eaux relativement sédatives, si on les compare aux autres sources de la même station, qui excitent beaucoup le système nerveux. Mais les plus sédatives de toutes les eaux sulfureuses sont bien certainement celles de Saint-Sauveur.

Les sources de Plombières, Néris, Évaux, etc., quoique ayant une composition différente de celle de Saint-Sauveur, modifient néanmoins dans le même sens les troubles de l'innervation, et quand elles sont primitivement excitantes, c'est qu'elles ont été employées à une température qui dépassait plus ou moins la limite thermique.

Enfin, parmi les eaux sédatives du système nerveux, je citerai encore les eaux d'Ussat, de Saint-Gervais, quelques sources de Bagnères-de-Bigorre, etc.

§ X.

Effets des eaux minérales sur les éléments histologiques de la peau. — Action physiologique et pathogénique des eaux prises en boisson. — Pourquoi les eaux sulfureuses sont la pierre de touche de la syphilis. — Poussée ou *psydracia thermalis* sous l'influence des eaux arséniquées, sulfureuses, chlorurées sodiques, bi-carbonatées sodiques, bromo-iodurées et ferro-cuivreuses. — La poussée est plus fréquente et plus intense lorsque les eaux sont employées à l'extérieur. — Il y a des eaux minérales qui agissent presque exclusivement par le calorique. — Modifications produites par les eaux minérales dans l'innervation cutanée. — Action anesthésique du gaz carbonique.

Employées à l'extérieur, toutes les eaux minérales modifient plus ou moins profondément les éléments histologiques de la peau. Il n'en est pas de même quand elles sont administrées exclusivement en boisson; et si l'on avait toujours tenu compte de cette différence, on n'eût pas attribué à certaines sources des propriétés qu'elles n'ont pas en réalité.

Il y a aussi à considérer dans les effets des eaux minérales sur la peau l'action physiologique et l'action pathogénique, la première caractérisée par l'exaltation des fonctions de la peau et l'énergie des actes organiques qui s'accomplissent en elle ; la seconde, par les phénomènes de la poussée ou *psydracia thermalis*. Comment donc rendre sensible, manifeste, l'action physiologique des eaux prises en boisson sur l'enveloppe cutanée ? Par un moyen bien simple et trop négligé jusqu'à ce jour : en déterminant, à l'aide du thermomètre, les modifications éprouvées par la chaleur de la peau. C'est ce que j'ai fait pour les eaux de Cauterets, et j'ai trouvé que l'eau de la *Raillière* augmentait la température de la peau de 1° 3, tandis que le maximum d'élévation de la chaleur cutanée n'a jamais dépassé 1° sous l'influence de l'eau de *César* et de celle des *Espagnols*.

Je ne sache pas qu'aucun observateur ait répété ces expériences avec d'autres eaux minérales. C'est encore une lacune regrettable.

Les eaux minérales qui agissent sur la peau de dedans en dehors, c'est-à-dire lorsqu'elles sont employées en boisson seulement, forment une classe assez limitée. Au premier rang sont les eaux arséniquées. J'ai indiqué déjà les modifications que l'arsenic produit dans les tissus cutanés (p. 66). Viennent ensuite les eaux sulfureuses, dont l'action morbigène se traduit par des lésions qui varient depuis le simple prurit, ou picotements plus ou moins vifs et plus ou moins étendus, jusqu'aux éruptions prurigineuses, papuleuses, vésiculeuses, bulleuses, pustuleuses, furonculeuses, quelquefois même anthraciques. Ces diverses lésions indiquent que les eaux sulfureuses modifient particulièrement le réseau vasculaire, l'appareil sudoripare, les follicules sébacés, le réseau lymphatique et l'appareil papillaire du système cutané.

Les eaux sulfureuses sont considérées à juste titre comme la pierre de touche de la syphilis, parce qu'elles déterminent des éruptions cutanées spéciales à cette maladie. Or, on s'est demandé si ces effets provenaient d'une sorte d'élimination du virus syphilitique, ou des médicaments spécifiques dont les malades sont habituellement saturés avant de venir aux eaux. Les manifestations cutanées provoquées chez les syphilitiques par l'emploi des eaux sulfureuses doivent être attribuées à la maladie et non aux médicaments. Les caractères spéciaux des syphilides cutanées et leur guérison rapide sous l'influence d'un traitement spécifique associé au traitement thermal ne laissent aucun doute sur leur véritable nature. Au reste, les eaux minérales, comme beaucoup de médicaments, ne font souvent qu'exciter en nous des propriétés morbides latentes. C'est pourquoi la poussée se manifeste bien plus facilement et plus promptement chez les herpétiques, les syphilitiques et les scrofuleux que chez d'autres. Je me demande même si les manifestations cutanées que les eaux minérales déterminent ne doivent pas être rapportées le plus ordinairement à la viciation des humeurs constituantes de l'économie par des principes excrémentitiels, à l'herpétisme en un mot.

On peut observer aussi sous l'influence des eaux chlorurées sodiques, comme sous l'influence des sulfureuses, des picotements, des démangeaisons, l'érythème cutané et des éruptions papuleuses, vésiculeuses, bulleuses, pustuleuses, furonculeuses ; mais c'est principalement lorsque les eaux sont employées à l'extérieur que ces effets pathogéniques se manifestent.

J'en dirai autant pour les eaux bi-carbonatées sodiques, qui ont, d'ailleurs, une action bien moins prononcée que les eaux précédentes sur les éléments histologiques de la peau.

D'après ce que j'ai dit des effets de l'iode et du brome (p. 103), les eaux bromurées et iodurées doivent agir spécialement sur les lymphatiques et les follicules sébacés de la peau.

Tillot affirme que les eaux ferro-cuivreuses de Saint-Christau, qui sont à peine minéralisées (4 milligrammes de sulfate de fer et 3 dixièmes de milligramme de sulfate de cuivre), déterminent aussi la *psydracia thermalis* lorsqu'on les emploie en boisson seulement. Il a remarqué que les lésions qui dominent, comme caractères de la poussée, sont, par ordre de fréquence, le lichen, l'acné, l'érythème, l'eczéma et les furoncles. Chez quelques malades, l'éruption s'est montrée avec deux caractères, par exemple, des furoncles et du lichen, de l'érythème et de l'eczéma ; chez d'autres, elle a pris le caractère d'une éruption qu'ils avaient déjà eue. (*Ann. de la Soc. d'hydr. méd. de Paris*, t. XVII, p. 361.) Mais je dois faire remarquer que si l'honorable inspecteur de Saint-Christau a vu la poussée se manifester dans un cinquième des cas environ, les malades ont suivi un traitement trop complexe pour qu'il soit possible de faire la part, dans ses observations, de l'action de l'eau prise en boisson et appliquée à l'extérieur.

Les effets que les eaux minérales déterminent de dedans en dehors sur l'enveloppe cutanée deviennent plus fréquents et bien plus accentués encore par l'usage externe de ces eaux.

Ai-je besoin de rappeler le rôle considérable que le calorique joue dans la thérapeutique thermale, lorsqu'il est appliqué à la surface de la peau soit en bains généraux ou locaux, soit en douches, étuves sèches ou humides? Ce sont les glandes sudoripares et le réseau capillaire périphérique que cette pratique met surtout en action ; de là une diaphorèse abondante et une révulsion plus ou moins énergique, par congestion ou par inflammation.

Il y a des eaux minérales dont les effets curatifs résultent presque uniquement de l'emploi savamment combiné du calorique, et en prenant le Mont-Dore pour exemple, j'invoquerai l'autorité irrécusable d'un éminent observateur : « Je » ne doute point, dit Michel Bertrand, que les eaux du Mont- » Dore ne tombassent en désuétude, si jamais les bains tem- » pérés étaient mis en première ligne des secours que l'on y » trouve, si l'usage venait à les faire prévaloir sur les grands » bains. (*Recherches sur les Eaux du Mont-Dore*, p. 136.) »

Le calorique a certainement une influence sur la production de la poussée, mais c'est principalement à la composition des sources qu'il faut rapporter ce phénomène pathogénique. Pourtant certaines eaux à peine minéralisées, Louèche, par exemple, déterminent aussi la *psydracia thermalis* ; il n'y a rien là d'étonnant, si l'on considère qu'à Louèche les bains sont tellement prolongés, qu'ils produisent une véritable macération de l'enveloppe cutanée.

Pour compléter ce qui a trait à l'action des eaux minérales sur les éléments histologiques de la peau, il me resterait à parler des modifications qu'elles font subir à l'innervation cutanée, si cette question n'avait été suffisamment traitée dans le paragraphe précédent. Je n'ai que quelques mots à ajouter concernant les effets anesthésiques du gaz carbonique. Ce gaz stupéfie la peau et en diminue notablement la sensibilité. Le docteur Vernière a vérifié ce fait expérimentalement pour les eaux carboniques fortes. « J'ai toujours positivement » constaté, dit-il, une diminution considérable de la sensi» bilité de la peau, à la fin d'un bain de plusieurs heures » dans l'eau minérale de Saint-Nectaire, qui contient beau» coup de gaz carbonique. » Je rappellerai, du reste, que des chirurgiens célèbres, Demarquay, Follin, Broca, Simpson, etc., ont fait usage de l'acide carbonique pour produire l'insensibilité.

§ XI.

Action des eaux minérales sur l'appareil respiratoire. — Quelques considérations préliminaires d'anatomie. — Effets physiologiques et pathogéniques des eaux sulfureuses. Ces effets s'exercent principalement sur le réseau capillaire, les filets nerveux sensitifs de la muqueuse aérienne et, par action réflexe, sur les filets moteurs de la couche musculaire des bronches. — Les eaux iodées agissent particulièrement sur les éléments lymphatiques et glandulaires de la muqueuse aérienne. — Degrés divers dans l'action des eaux sulfureuses selon leur stabilité et leur richesse en gaz sulfhydrique. — Les eaux sulfhydriquées et les sulfurées sodiques ne peuvent pas agir de la même façon dans l'économie. — Effets sédatifs et congestionnels des eaux arséniquées sur l'appareil respiratoire. — Effets des eaux chlorurées et des bi-carbonatées sodiques. — Eaux pulvérisées. — Vapeurs et gaz provenant des eaux thermo-minérales.

Le poumon est non-seulement un organe d'assimilation, mais aussi un organe de désassimilation ou mieux de dépuration, puisqu'il rejette au dehors les produits gazeux, volatils, impropres à l'entretien de la vie (azote, acide carbonique, vapeur d'eau), et une matière organique particulière. Il doit donc avoir une structure en rapport avec les deux fonctions qu'il remplit alternativement et qui sont intimement liées l'une à l'autre : la respiration et l'élimination des produits gazeux. Or, cette dernière fonction étant une sécrétion excrémentitielle, le poumon est nécessairement une glande. Voilà ce que la physiologie enseigne *à priori* et ce que prouve l'anatomie, car l'appareil respiratoire présente une analogie frappante avec les glandes en grappe.

La portion excrétante commence aux fosses nasales, et se termine au point de jonction des dernières ramifications bronchiques avec les canaux sécréteurs, ou pédoncules des lobules pulmonaires. La muqueuse, très adhérente aux parties sous-jacentes, s'amincit peu à peu au fur et à mesure que les divisions bronchiques diminuent de calibre. Elle jouit d'une sensibilité exquise. Son épithélium, vibratile, est stratifié dans les bronches primaires, et simple dans les bronches secondaires et tertiaires, c'est-à-dire qu'il se modifie dès que les bronches ont atteint 0^m 004 de diamètre. En examinant la muqueuse à la loupe, on la voit criblée d'une infinité de petits pertuis qui sont les orifices des conduits excréteurs de glandes en grappe extrêmement nombreuses. Ces glandes disparaissent dans les bronches tertiaires, ou de 0^m 001 à 0^m 003 de diamètre.

La couche musculaire des bronches, discontinue dans les bronches primaires, presque continue dans les bronches secondaires, continue dans les bronches tertiaires et les bronches terminales, reçoit une quantité considérable de filets moteurs émanés du nerf vague, tandis que les filets sensitifs ont leurs terminaisons à la surface de la muqueuse.

La portion sécrétante de l'appareil respiratoire comprend les lobules et les vésicules (glande pulmonaire proprement dite) et les pédoncules des lobules (tubes sécréteurs). Or, les uns et les autres sont composés, de dehors en dedans, d'une membrane fondamentale connective, continuation de la tunique fibreuse des bronches, d'un réseau capillaire excessivement serré, à mailles très étroites, provenant de l'artère pulmonaire, et d'une couche d'épithélium pavimenteux, structure semblable à celle des glandes en grappe. Le fait important pour l'étude de l'action des eaux minérales sur la portion sécrétante de l'appareil respiratoire, c'est que la glande proprement dite, c'est-à-dire le lobule pulmonaire, est pourvue d'un réseau capillaire à mailles très étroites, séparé du contact immédiat de l'air par une simple couche de cellules.

Ce court aperçu d'anatomie normale m'a paru utile, parce que certaines eaux minérales, de même que certaines causes morbifiques, peuvent agir isolément ou simultanément sur les éléments histologiques de la portion sécrétante et de la portion excrétante de l'appareil respiratoire. Je parlerai d'abord des effets des eaux sulfureuses, en commençant par celles dont j'ai fait une étude spéciale :

« L'action exercée par les eaux de Cauterets sur les voies respiratoires est, comme pour les autres organes que ces eaux modifient, physiologique ou pathogénique, c'est-à-dire qu'elle se limite à une simple stimulation, ou qu'elle va jusqu'à la congestion et même l'inflammation. Dans le premier cas, elle se manifeste par l'augmentation des sécrétions de la muqueuse bronchique, une faible sensation de chaleur et de constriction du côté de la trachée et du larynx, avec quelques picotements qui provoquent la toux et l'expectoration. Ces phénomènes apparaissent quelquefois dès le commencement de l'emploi des eaux, pour cesser ensuite; d'autres fois, au bout d'un certain temps seulement. Dans le second cas, les modifications morbides commencent ordinairement sur les portions de la muqueuse qui se rapprochent le plus de l'air extérieur, et s'étendent successivement vers les parties profondes. C'est ainsi que le coryza précède souvent la laryngite, que celle-ci précède la bronchite, et qu'enfin à la bronchite succèdent les congestions pulmonaires et l'hémoptysie.

» Il est bien entendu que l'apparition et l'intensité de ces effets pathogéniques sont subordonnées à plusieurs circonstances susceptibles de les faire varier, comme la quantité d'eau absorbée, l'état d'intégrité ou de maladie des organes respiratoires, certaines susceptibilités individuelles, etc.

» On voit fréquemment à Cauterets, comme aux Eaux-

Bonnes, se produire du côté des voies aériennes des modifications pathologiques salutairement substitutives, auxquelles Pidoux a donné avec beaucoup de justesse le nom de *grippes thermales*.

» Les symptômes qui caractérisent ces grippes artificielles, depuis le coryza jusqu'à l'état fluxionnaire des poumons, ne sont que le premier degré de l'action pathogénique des eaux. Il y en a d'autres plus profonds, plus persistants, plus graves, et que l'on doit considérer comme des signes caractéristiques de la saturation thermale. En voici l'énumération : *sensation douloureuse de chaleur et d'érosion au niveau du larynx et sous le sternum; dyspnée quelquefois très pénible, toux sèche et fréquente; douleurs vagues dans la poitrine, principalement sous les clavicules ; fièvre plus ou moins intense.*

» Les eaux de Cauterets peuvent produire aussi l'hémoptysie, même avant que la saturation soit arrivée ; mais je dois dire que c'est l'exception, lorsque l'emploi des eaux est convenablement et sagement dirigé.

» Suivant Pidoux, il y a des *hémoptysies thermales*, qui sont aux hémoptysies communes, ou symptomatiques de la phthisie, ce que les bronchites thermales sont aux bronchites simples et quelquefois tuberculeuses, à côté desquelles elles viennent se jeter. Cette distinction, qui paraîtra peut-être subtile, est réelle ; mais comment l'établir, lorsque le crachement de sang se déclare chez un sujet phthisique ? Pidoux se contente de dire que les hémoptysies thermales *ont le cachet de leur cause*, sans nous apprendre en quoi il consiste. Aussi je ne saurais admettre, avec l'honorable praticien des *Eaux-Bonnes*, que les hémoptysies qui surviennent pendant le traitement thermal sont sans gravité et même salutaires.

» Ce serait une grande erreur de croire que les effets physiologiques et pathogéniques dont je viens de parler, s'observent seulement chez les personnes déjà affectées d'irritation chronique, plus ou moins grave, de l'appareil respiratoire. Je les ai vus survenir chez des sujets robustes, exempts de toute lésion du côté des voies aériennes, et qui étaient obligés de suivre un traitement thermal prolongé pour combattre des accidents syphilitiques. J'ai eu l'occasion d'observer, entre autres, un jeune homme de trente-cinq ans, doué d'une constitution des plus vigoureuses, qui éprouva successivement, dans une période de quarante jours, pendant lesquels il fit usage de la source de *César* pour une syphilis, presque tous les effets pathogéniques des eaux. Un coryza assez incommode se montra d'abord, puis survinrent une laryngite, une bronchite, et enfin une congestion pulmonaire accompagnée d'hémoptysie. Ce dernier accident fit suspendre l'usage des eaux, et, après quelques jours de repos, la percussion et l'auscultation démontrèrent que les symptômes de congestion avaient complètement disparu. Alors le traitement thermal fut recommencé; mais de nouvelles hémoptysies forcèrent le malade à interrompre tout à fait, car la saturation était manifestement arrivée. (*Etudes médicales et scientifiques sur les Eaux de Cauterets*, p. 159 et suivantes.) »

Peut-on déterminer quels sont les éléments histologiques primitivement atteints dans la série de phénomènes pathogéniques que je viens d'énumérer? Les sensations particulières qui résultent de l'emploi prolongé des eaux, la sécheresse de la toux n'indiquent-elles pas que l'action des eaux se fait sentir principalement sur le réseau capillaire, les filets nerveux sensitifs de la muqueuse aérienne et indirectement, c'est-à-dire par action réflexe, sur les filets moteurs de la couche musculaire des bronches, d'où la fréquence de la toux et l'activité imprimée à l'expectoration? Quelle différence, en effet, entre cette action et celle de l'iode, laquelle se traduit, nous l'avons vu déjà, par une véritable fluxion blanche, si je puis dire ainsi : œdème des paupières, larmoiement, écoulement séreux des muqueuses nasale et bronchique. C'est que l'iode agit directement sur les éléments lymphatiques et glandulaires plutôt que sur les capillaires sanguins. Une autre raison pour laquelle je n'hésite pas à être explicite dans l'interprétation des phénomènes pathogéniques engendrés par les eaux sulfureuses, c'est que chez le malade dont je viens de parler et qui a présenté ces phénomènes, l'auscultation m'a permis de constater que la congestion siégait principalement dans la portion sécrétante du poumon. Or, nous venons de voir que la glande pulmonaire se compose seulement, avec la membrane fondamentale connective, d'un réseau capillaire excessivement serré et d'une simple couche de cellulés.

Je n'exclus certes pas des modifications que les eaux sulfureuses font subir à la muqueuse respiratoire les autres éléments qui entrent dans sa constitution anatomique (épithélium, glandes, réseau lymphatique) ; mais il me semble que la première, la principale part revient au réseau capillaire et aux filets nerveux sensitifs. L'hypercrinie glandulaire soit de la muqueuse nasale, soit de la muqueuse bronchique, n'est qu'un effet réflexe, de même que la toux et l'expectoration.

Il ne faut pas croire, d'ailleurs, que ces modifications s'exercent au même degré sous l'influence de toutes les eaux sulfureuses. Nous retrouvons, lorsqu'il s'agit de l'action physiologique et pathogénique de ces eaux sur les organes de la respiration, la même prédominance en faveur du gaz sulfhydrique que j'ai signalée lorsqu'il a été question des modifications subies par les systèmes vasculaire et nerveux. Je veux dire par là que l'excitation produite dans la circulation capillaire de l'appareil respiratoire est d'autant plus forte que les eaux contiennent une proportion plus considérable d'hydrogène sulfuré, et qu'elles présentent moins de stabilité quand ce sont des sulfurées sodiques. Aussi les eaux de Luchon, d'Ax, de Bonnes, et surtout les eaux sulfhydriquées d'Enghien congestionnent-elles plus facilement et plus énergiquement la muqueuse aérienne que celles de Cauterets.

Du reste, les eaux sulfhydriquées et les sulfurées sodiques ne doivent pas, ne peuvent pas impressionner nos organes de la même façon. Cl. Bernard a démontré que si l'on introduit de l'eau saturée d'hydrogène sulfuré dans le corps des chiens, soit en l'injectant dans la veine jugulaire, soit en l'administrant en boisson et en lavement, le gaz est expiré au bout d'un temps très court, et qu'on peut ainsi faire absorber impunément à ces animaux de grandes quantités d'acide sulfhydrique, pourvu qu'on ait soin de ne pas introduire de trop fortes doses à la fois (*Substances toxiques et médicamenteuses*, p. 57).

D'après Lambron, qui a fait des recherches avec les eaux de Luchon, les principes soufrés des eaux minérales se comportent dans le corps humain tout différemment, selon qu'on les prend à *petites* doses ou à *grandes* doses. Dans le premier cas, le soufre paraît être brûlé en totalité dans le système circulatoire et transformé en sulfate, puis il est expulsé par les reins avec les urines. Dans le second cas, les principes soufrés, pénétrant en trop grande quantité à la fois dans le torrent circulatoire, ne peuvent y être suffisamment brûlés, et sont éliminés en majeure partie par les poumons avec les produits de l'expiration. (*Op. cit.*, p. 519.)

J'ai fait de nombreuses expériences sur moi-même et sur plusieurs personnes, tant avec le papier imbibé d'une solution d'acétate de plomb qu'avec les tubes à boules de Liebig, et je n'ai jamais trouvé la moindre quantité de principe sulfureux dans les produits de l'expiration, même lorsque nos eaux étaient prises à hautes doses et qu'il y avait saturation. Ne suis-je pas autorisé à conclure de là que les principes soufrés des eaux sulfurées sodiques fixes, comme celles de Cauterets, se comportent dans l'économie tout différemment que les principes des eaux sulfhydriquées et des sulfurées sodiques peu stables (1)?

Les effets de l'arsenic, dont j'ai parlé assez longuement dans le paragraphe Ier, indiquent que les eaux arséniquées modifient l'innervation pulmonaire de façon à diminuer le besoin de respirer, à ralentir par conséquent la respiration, et qu'elles exercent une action asthénique sur le réseau capil-

(1) Cette différence dans les effets se conçoit d'autant mieux, que l'air agit lui-même tout différemment sur les sulfurées sodiques fixes et sur les sulfurées sodiques instables.

laire, tandis que celle des eaux sulfureuses est sthénique. Voilà donc deux espèces d'eaux minérales qui peuvent congestionner l'appareil respiratoire, mais d'une façon bien différente.

Les eaux chlorurées sodiques simples ne paraissent pas agir spécialement sur la portion excrétante ni sur la portion sécrétante du poumon.

Les chlorurées sodiques sulfureuses ont des effets plus excitants encore que les sulfhydriquées, ce qui contre-indique leur emploi dans la plupart des affections des voies respiratoires, surtout quand la phthisie est imminente. D'ailleurs, elles agissent à la fois sur le réseau capillaire, les filets nerveux sensitifs, les éléments lymphatiques et glandulaires.

Quant aux eaux alcalines, leur action serait très superficielle, si l'on en juge par les modifications que les alcalins font subir aux cils vibratiles de l'épithélium.

Que dirais-je de l'action directe des eaux minérales introduites dans les organes de la respiration au moyen d'instruments spéciaux appelés *pulvérisateurs* ? Jusqu'à présent les médecins hydrologues ont été unanimes pour reconnaître que l'eau poudroyée, quel que fût l'appareil employé, ne pénétrait pas au-delà du pharynx ou de la partie supérieure du larynx. Mais Sales-Girons vient d'apporter à son pulvérisateur une modification qui permettra d'introduire la poussière d'eau jusque dans la portion sécrétante du poumon. J'ai fait des expériences sur moi-même avec cet ingénieux instrument et j'ai reconnu, en effet, que de l'eau sulfureuse pulvérisée pénétrait aussi profondément que possible. Quels résultats thérapeutiques peut-on donc espérer de ce perfectionnement, qui est le *nec plus ultrà* de l'art de la fabrication ? Je l'ignore absolument. Toutefois je dois à la vérité de dire que j'ai trouvé au pulvérisateur Sales-Girons, tel que l'inventeur vient de le modifier, plusieurs inconvénients, entre autres celui d'abaisser considérablement la température de l'eau pulvérisée. Ainsi j'ai constaté que l'eau maintenue à la température de 60° c. dans le récipient et le bain-marie de l'instrument n'avait plus, au bord de la lunette, après sa pulvérisation, que 22° à 23° c. N'est-ce pas une température beaucoup trop faible eu égard à celle des voies respiratoires?

Les gaz et les vapeurs qui proviennent des sources thermo-minérales ont certainement des effets immédiats sur les organes de la respiration; ces effets n'ont pas été suffisamment étudiés jusqu'à présent.

§ XII.

Action des eaux minérales sur l'appareil digestif. — Presque tous les éléments histologiques des muqueuses buccale, pharyngienne et gastrique peuvent être le siége d'altérations distinctes ou liées les unes aux autres. — Les eaux minérales agissent directement et indirectement sur les éléments constitutifs de ces muqueuses. — Eaux sulfureuses, arséniquées, carboniques, bi-carbonatées sodiques, purgatives, bi-carbonatées calciques, etc. — Les eaux ferrugineuses sont-elles sédatives de l'innervation de la muqueuse stomacale?

Presque tous les éléments qui entrent dans la constitution anatomique des muqueuses buccale, pharyngienne et gastrique sont le siége d'altérations distinctes ou liées les unes aux autres.

L'extrême rapidité avec laquelle l'épithélium buccal se renouvelle fait qu'on observe assez souvent, sur les parois de la bouche des herpétiques, une exsudation pelliculaire, ou prolifération épithéliale, que Bazin appelle *psoriasis buccal.* Parfois le réseau capillaire s'engorge et forme une sorte d'érythème principalement à la muqueuse des joues, à la face interne des lèvres, et à la face antérieure du voile du palais. Les papilles peuvent s'hypertrophier, les follicules s'oblitérer, et même s'enflammer (*aphthes*). Il n'est pas rare d'observer aussi à la surface de la muqueuse buccale des soulèvements épithéliaux qui constituent les lésions élémentaires appelées *vésicules*, *pustules*, *vésico-pustules*, etc.

Au pharynx on observe des affections identiques : congestion des capillaires, dilatation et quelquefois inflammation des follicules muqueux (angine glanduleuse, pharyngite scrofuleuse), éruptions vésiculeuses (herpès guttural). Il existe même une névrose du pharynx (dyspharyngie ou pharyngisme) caractérisée par des phénomènes d'un ordre réflexe : gêne, constriction avec besoin presque incessant d'avaler et de râcler. Le point de départ de ces phénomènes est dans les expansions terminales des filets sensitifs de la muqueuse.

On peut dire aussi qu'il y a presque autant d'espèces d'affections gastriques que d'éléments anatomiques dans les organes de la digestion : dyspepsie simple due à l'excès de vascularisation de la muqueuse ; dyspepsie par altération des glandes à suc gastrique (dyspepsie acescente, embarras gastrique) ; dyspepsie par excès de produits gazeux (dyspepsie flatulente) ; dyspepsie par altération des glandes mucipares (gastrorrhée, embarras gastrique) ; névroses (gastralgie, vomissement, rumination, vertige stomacal, asthme stomacal).

Pendant le travail de la digestion, il se fait une hypérémie, une plénitude vasculaire de l'estomac en rapport avec l'importance de l'acte qui s'accomplit, c'est-à-dire avec la quantité des matériaux à digérer ; et, bien qu'on n'ait pas conscience de la digestion, elle s'accompagne néanmoins de certaines sensations que provoque le mouvement congestionnel qui s'opère dans l'organe élaborateur : un sentiment de plénitude à l'estomac, un peu de refroidissement, de lourdeur générale, de pesanteur intellectuelle, de somnolence. Or, que par l'action d'une cause quelconque, le système vasculaire de l'estomac se congestionne au-delà des limites physiologiques ; qu'il devienne, en un mot, le siége d'une hypérémie anormale, alors les sensations élémentaires qui accompagnent la digestion seront exagérées et deviendront elles-mêmes les symptômes de cet état morbide. Telle est la pathogénie de la dyspepsie simple.

Les modifications qui s'opèrent dans les glandes à pepsine et les glandes mucipares donnent lieu à des phénomènes différents : l'hypercrinie engendre la dyspepsie acescente et la gastrorrhée (forme hyperesthésique de la dyspepsie), tandis que la diminution du suc gastrique et du mucus entraîne l'embarras gastrique (forme anesthésique de la dyspepsie). Dans un article très bien fait sur les dyspepsies, le docteur A. Luton reconnaît trois degrés dans les altérations glandulaires de l'estomac; au premier degré, c'est l'hypercrinie pure et simple des glandes à pepsine et des glandes mucipares. Dans un second degré, cet appareil offre une exagération de ses proportions : les glandes à suc gastrique se développent outre mesure, les follicules deviennent très apparents, le tissu conjonctif interglandulaire et sous-muqueux s'accroît en vertu d'une prolifération irritative (état mamelonné de l'estomac), etc. Enfin le troisième est indiqué par un travail de régression qui s'empare de ces divers éléments : l'épithélium des glandes à pepsine subit la dégénérescence graisseuse; les glandes elles-mêmes s'oblitèrent par l'accumulation de ces produits et s'atrophient, etc. (*Dict. de méd. et de chirurg. prat.*, t. XII, p. 54.)

Si l'on admet avec Graves que l'estomac sain a la propriété de produire des gaz (*Clin. méd.*, t. II, p. 319), la dyspepsie flatulente devrait être classée aussi parmi les altérations glandulaires.

La gastralgie est une *hyperesthésie pneumo-gastrique* ou une *névralgie cœliaque* (Romberg).

Le vomissement et la régurgitation sont des phénomènes d'ordre réflexe analogues à ceux qui se passent du côté du pharynx.

Enfin la production de l'asthme et du vertige gastrique résulte aussi d'une action réflexe sur les filets moteurs des muscles bronchiques pour le premier, et sur le cerveau pour le second.

Les diverses affections dont je viens d'indiquer sommairement la physiologie pathologique peuvent exister isolément; mais on les rencontre le plus ordinairement réunies chez le même sujet au nombre de deux ou trois. C'est ainsi que la congestion du pharynx accompagne l'angine glanduleuse, et que l'hypercrinie des glandes à pepsine et des glandes mucipares est le plus souvent associée à l'hypérémie de la muqueuse ou à une névrose gastrique.

Voyons maintenant quelles sont les eaux minérales susceptibles de modifier, dans le sens du retour à l'état physiologique, chacun des éléments dont nous connaissons les principales altérations pathologiques. Je dis « *dans le sens du retour à l'état physiologique*, » parce qu'il ne suffit pas qu'un médicament ait une action directe, immédiate sur un tissu malade, pour le ramener à l'état normal. Ainsi l'iode, qui a la propriété d'enrayer et de détruire les hyperplasies lymphatiques, devient impuissant et même nuisible si l'affection consiste plutôt dans une altération, une nutrition vicieuse et incomplète des éléments lymphatiques, que dans leur reproduction exagérée. On sait, en effet, que cet agent thérapeutique entrave l'assimilation dans ces éléments, au lieu d'activer la désassimilation, comme on l'a prétendu à tort. C'est pourquoi il n'est pas rare de voir les préparations iodurées, administrées à l'intérieur, aggraver la pharyngite scrofuleuse et même l'angine glanduleuse simplement herpétique. Je me suis demandé souvent si, pour la même raison, la médication iodée n'était pas beaucoup plus nuisible qu'utile dans la tuberculose.

Les eaux minérales agissent directement sur les muqueuses buccale, pharyngienne et gastrique ; mais il faut tenir compte aussi de leurs effets quand elles ont été absorbées.

Par la stimulation qu'elles impriment à la circulation capillaire et à l'innervation des muqueuses, les eaux sulfureuses ont ordinairement d'excellents résultats dans les affections de la bouche et du pharynx ; et c'est précisément en raison de cette double action, qu'elles modifient indirectement l'appareil glandulaire. Il ne se passe pas d'année que je n'observe très souvent à Cauterets cette action stimulante des eaux sulfureuses. « Les gencives deviennent parfois rouges et tuméfiées ; mais c'est principalement à l'isthme du gosier et au pharynx que le mouvement fluxionnaire est manifeste. On remarque, dès les premiers jours de l'emploi des eaux, une injection plus ou moins prononcée des amygdales, du voile du palais, de la partie postérieure du pharynx et de la luette, qui est quelquefois violacée, œdémateuse et pendante. Il en résulte un sentiment de sécheresse et de chaleur qui gêne la déglutition et provoque la toux. Cette angine, dont l'apparition coïncide avec le début du traitement, dans la grande majorité des cas, et à laquelle on a donné le nom d'*angine sulfureuse*, est bénigne, passagère, et ne contre-indique presque jamais la continuation de l'usage des eaux. (*Étud. méd. et scient. sur Cauterets*, p. 147).

Dans le cas d'une irritation vasculaire très prononcée, les eaux arséniquées pourront être substituées avec avantage aux sulfureuses ; mais il faut toujours tenir compte de l'action asthénique des premières sur les nerfs vaso-moteurs.

Toutes les eaux minérales modifient plus ou moins les éléments constitutifs de la muqueuse stomacale ; aussi, quand on parcourt les traités d'hydrologie médicale et les nombreuses monographies écrites sur ces eaux, on trouve qu'il y en a bien peu, — si toutefois il en existe réellement, — qui ne soient pas indiquées comme augmentant l'appétit et régularisant les fonctions digestives. Mais ce sont des effets banals auxquels nous ne devons pas nous arrêter. Je dirai seulement que les eaux hyperthermales sont mieux digérées et stimulent plus énergiquement l'estomac que les sources hypothermales.

Les eaux carboniques sont sédatives de l'innervation de la muqueuse stomacale et produisent, aussitôt après leur ingestion, une sensation de chaleur douce et agréable.

Le temps n'est plus où l'on attribuait des propriétés antiacides aux eaux bi-carbonatées sodiques. Les expériences de Cl. Bernard ont démontré que la sécrétion du suc gastrique et par conséquent l'acidité des liquides de l'estomac augmentent sous l'influence des alcalins, tandis que les acides retardent ou diminuent cette sécrétion. Cependant la clinique a surabondamment prouvé que les eaux de Vichy et de Vals ont une activité réelle dans la dyspepsie acide, et même dans les vomissements et la gastralgie. Mais ces effets s'expliquent par la composition même des eaux bi-carbonatées sodiques. D'abord le gaz carbonique qu'elles renferment calme l'irritation nerveuse; en second lieu, leurs principes alcalins modifient par substitution les glandes à pepsine, de même que les eaux sulfureuses tendent à ramener à son état physiologique la muqueuse pharyngienne congestionnée, en substituant une hypérémie à une autre; de même encore que le chlorate de potasse, excitant de la sécrétion salivaire, guérit l'hypercrinie de ces glandes provoquée par le mercure.

Les eaux purgatives (chlorurées sodiques fortes) sont excitantes de l'appareil glandulaire, du réseau capillaire et des filets nerveux sensitifs de la muqueuse stomacale. En raison de ces propriétés, elles ne conviennent que dans la dyspepsie anesthésique, caractérisée par une sorte de collapsus de la muqueuse, la perte de l'appétit, l'état saburral de la langue, la fétidité de l'haleine, etc.

Les bi-carbonatées calciques, dont Pougues nous offre un exemple, jouissent de propriétés sédatives très caractérisées. Il en est de même de certaines eaux peu minéralisées, telles que Plombières, Alet, Contrexéville, Evian, etc.

Parmi les eaux sulfureuses, je ne puis citer que la source de *Mahourat* à Cauterets qui, par sa haute thermalité, sa faible proportion de sulfure de sodium et le silicate de soude qu'elle renferme, stimule modérément presque tous les éléments constitutifs de la muqueuse stomacale : réseau capillaire, nerfs et appareil glandulaire. Aussi exerce-t-elle une influence plus salutaire que les eaux bi-carbonatées sodiques dans les dyspepsies complexes. J'ai même rencontré des cas de gastralgie simple, c'est-à-dire sans complication d'hypérémie de la muqueuse, ni d'hypercrinie ou d'atonie de l'appareil glandulaire, dans lesquels cette eau, employée soit à sa température native, soit désulfurée au contact de l'air et coupée avec le vin aux repas, a produit les meilleurs résultats.

Caulet attribue aux eaux ferrugineuses de Forges des

effets hyposthénisants sur l'estomac; mais, suivant la remarque de Verjon, la véritable cause de l'action sédative de ces eaux réside dans leur température basse (6° et 7° c.) et dans la présence de l'acide carbonique.

Presque toutes les eaux minérales employées dans les affections de l'estomac ont une action physiologique et non pathogénique sur cet organe. Voilà pourquoi leurs effets ne deviennent appréciables qu'en dehors de l'état normal des éléments histologiques.

§ XIII.

Action des eaux minérales sur l'intestin. — Physiologie pathologique de la congestion intestinale, de la constipation, de la diarrhée, de la colique et de l'entéralgie. — Les eaux minérales agissent sur tous les éléments histologiques dont les altérations produisent les états pathologiques précédents. — Eaux sulfureuses et ferrugineuses. — Eaux alcalines. — Eaux purgatives. — Eaux de Plombières et de Saint-Gervais.

La muqueuse de l'intestin peut être, comme celle de l'estomac, le siége d'une hypérémie anormale (il y a une hypérémie physiologique), et les troubles fonctionnels qui résultent de cet état pathologique constituent la dyspepsie intestinale simple. Voici comment j'ai expliqué, dans mon *Traité de l'Herpétisme* (p. 233), pourquoi la constipation et non la diarrhée se rattache ordinairement à la congestion simple :

« La physiologie et la pathologie démontrent que la constipation peut être la conséquence : 1° d'un trouble apporté dans la contractilité intestinale ou dans la contractilité des muscles abdominaux ; 2° d'une altération des sécrétions intestinales proprement dites et des sécrétions annexes de l'intestin ; 3° d'un obstacle matériel au libre cours des matières fécales. Or, dans l'hypérémie de l'intestin, je crois que la congestion s'étend à la membrane musculaire, et même à tout le système veineux abdominal, d'où résulte une sorte de pléthore, ou du moins d'engouement qui détermine le ralentissement de la contractilité intestinale. Peut être aussi faut-il faire intervenir une diminution des sécrétions de la muqueuse. »

Parmi les altérations que les sécrétions intestinales sont susceptibles d'éprouver, nous ne connaissons jusqu'à présent que leur augmentation ou leur diminution.

Est-il besoin d'ajouter que, comme résultats, on observe d'une part la diarrhée, et de l'autre la constipation?

Non-seulement le mucus sécrété par les follicules favorise la progression des matières fécales, mais encore il paraît activer la décomposition du contenu intestinal, et il est un stimulant qui réagit sur le plan contractile. On voit, d'après cela, que la constipation due au défaut de sécrétion du mucus intestinal est complexe.

Quant à la diarrhée, je vais reproduire l'explication que j'en ai donnée déjà dans un autre ouvrage :

« Plusieurs médecins croient que la diarrhée est la conséquence de la congestion de l'intestin. C'est une erreur. Le follicule muqueux est à la diarrhée ce que le vaisseau capillaire est à la congestion ; c'est-à-dire qu'il n'y a pas, qu'il ne peut pas y avoir de diarrhée sans une modification survenue soit dans la structure, soit dans les fonctions seulement de l'appareil glandulaire. La preuve, c'est qu'il y a des cas où, après des diarrhées longtemps prolongées, on ne trouve que des altérations des follicules qui ne sont point de nature inflammatoire (Billard). Dans les cas où l'on rencontre seulement la muqueuse hypérémiée, sans altération apparente des follicules, l'hypersécrétion de ces glandes pendant la vie était un effet réflexe de l'irritation siégeant sur un ou plusieurs points de l'intestin. Cela résulte des expériences de Cl. Bernard relatives aux actions réflexes. (*Id.*, p. 225.) »

Quelquefois l'hypérémie est assez considérable pour occasionner un véritable catarrhe de l'intestin analogue au catarrhe des bronches et de l'estomac (entérorrhée).

Toutes les coliques sont des phénomènes d'ordre réflexe,

que l'excitation parte d'un point plus ou moins éloigné et même des centres nerveux, ou directement de la surface de la muqueuse, pour se transmettre des expansions terminales des filets sensitifs aux filets moteurs du plan musculeux de l'intestin.

Enfin la muqueuse intestinale peut être aussi le siége d'une névrose, c'est-à-dire d'une affection indépendante de toute lésion des appareils vasculaire et glandulaire, affection dont la douleur constitue l'élément essentiel, et qui se présente sous des formes tout à fait comparables à celles de la gastralgie : c'est l'*entéralgie* ou crampes de l'intestin.

Presque toutes les eaux minérales, sans excepter les chlorurées sodiques fortes, employées à petites doses, produisent une congestion intestinale qui engendre elle-même la constipation. Cette hypérémie peut aller jusqu'à la pléthore abdominale et donner lieu à des attaques violentes d'hémorrhoïdes.

Plusieurs sources constipent, à quelque dose qu'on les emploie, pourvu toutefois qu'elles soient digérées : ainsi les eaux sulfureuses et les eaux ferrugineuses. Néanmoins Charmasson dit avoir retiré les plus heureux résultats de l'emploi des eaux sulfureuses de Saint-Sauveur contre des lésions variées de l'intestin : hypersécrétions, engorgements, congestions de la muqueuse se compliquant de constipation ou de diarrhée, etc. Mais l'honorable praticien donne de ces phénomènes une explication banale qu'on pourrait appliquer à toutes les eaux. (*Ann. de la Soc. d'hydrolog. méd. de Paris*, t. XV, p. 414 et suiv.) Je suis loin de refuser aux eaux de Saint-Sauveur une action salutaire dans les cas rapportés par le docteur Charmasson ; mais, en consultant mon expérience personnelle, j'attribue les résultats obtenus par mon distingué confrère principalement aux effets sédatifs des eaux et à la régularisation des fonctions cutanées. Ce sont des phénomènes que j'ai eu l'occasion d'observer moi-même plus d'une fois à Cauterets avec les eaux du *Petit-Saint-Sauveur*, similaires de celles dont parle Charmasson.

En général, les eaux sulfureuses, congestionnantes de l'intestin, je le répète, ne peuvent être avantageuses dans l'hypérémie de cet organe qu'en déterminant le flux hémorrhoïdal. On pourra utiliser encore leur action stimulante et astrictive dans les cas d'atonie des éléments histologiques, et particulièrement de l'appareil glandulaire de la muqueuse. La source de *Mahourat*, à Cauterets, exerce, par sa composition spéciale, une action aussi favorable sur la muqueuse intestinale que sur la muqueuse gastrique (stimulation du réseau capillaire, des filets nerveux sensitifs et des glandes).

Les eaux alcalines modifient-elles l'appareil glandulaire de l'intestin dans le sens que j'ai indiqué en parlant de leurs effets sur la muqueuse stomacale? Cela est possible, mais non suffisamment prouvé.

Les eaux purgatives (sulfatées magnésiques et sodiques, chlorurées sodiques fortes) sont excitantes de la plupart des éléments histologiques de la muqueuse intestinale, surtout du réseau capillaire et des glandes (1). Quelques-unes, les chlorurées sodiques fortes particulièrement, provoquent et augmentent le flux hémorrhoïdal.

Dans beaucoup de stations, les buveurs d'eau minérale en consomment une telle quantité, qu'elle ne peut être absorbée, et qu'elle purge par indigestion. Voilà comment des sources à peine minéralisées passent pour purgatives aux yeux du vulgaire, et même de certains médecins instruits.

Plusieurs sources ont une action spéciale sur l'innervation intestinale, et peuvent être employées, par conséquent, avec succès, pour combattre certaines constipations d'origine nerveuse : telles sont, entre autres, celles de Plombières.

D'après le docteur Leclère, ces eaux réveilleraient la contractilité de la tunique musculaire de l'intestin et exciteraient la sensibilité de la muqueuse. (*Ann. de la Soc. d'hydrolog. méd. de Paris*, t. XVI, p. 147 et suiv.). Leur action sur

(1) La source sulfatée magnésique et sodique de Montmirail (Vaucluse) est, jusqu'à présent, sans analogue en France.

l'innervation intestinale serait donc sthénique. Au contraire, le docteur Bottentuit, autre praticien distingué de Plombières, attribue une action sédative aux mêmes eaux dans la dyspepsie gastro-intestinale avec prédominance des symptômes nerveux. (*Id.*, p. 91 et suiv.)

Je n'hésite pas à donner raison au docteur Bottentuit, par cette considération que l'affaiblissement de la contractilité intestinale ne résulte pas toujours d'un état atonique des membranes, ou plutôt d'un défaut d'innervation des filets sensitifs et des filets moteurs, comme le suppose le docteur Leclère. Il peut arriver, au contraire, que le mouvement péristaltique ne s'exécute pas ou qu'incomplètement, par suite d'un excès d'innervation, d'un état spasmodique, tétaniforme, si je puis m'exprimer ainsi, des fibres motrices. C'est ce qui fait que la dyspepsie flatulente et la constipation guérissent tantôt par un traitement excitant, tantôt par un traitement sédatif, et que la noix vomique réussit là où les antispasmodiques, la belladone, etc., avaient échoué, et réciproquement. C'est ce qui fait encore que j'ai vu les eaux sulfureuses triompher de constipations asthéniques contre lesquelles les eaux de Plombières avaient été employées inutilement.

Billout se trouve, jusqu'à un certain point, en conformité d'idées avec moi, quand il dit, en parlant de l'action des eaux de Saint-Gervais contre la constipation : « Nous admettons » une constipation active et une constipation passive : la pre» mière causée par une excitation générale, une irritation » aiguë ou chronique de la muqueuse intestinale (1); la » seconde due à une paresse intestinale qui reconnaît elle» même des causes diverses, telles que la faiblesse générale, » la faiblesse musculaire, l'atonie de la muqueuse, » Le docteur Billout ajoute que, dans le premier cas, les bains sédatifs ont une action toute puissante. Dans le second cas, l'eau saline sulfatée de Saint-Gervais régularise les fonctions

(1) C'est la forme hyperesthésique.

digestives par une excitation de la muqueuse gastro-intestinale. (*Id.*, p. 323.) Je crois que cette excitation s'exerce sur la circulation capillaire, l'innervation et les sécrétions de la muqueuse, mais à un degré moindre qu'avec les eaux chlorurées sodiques.

§ XIV.

Action des eaux minérales sur l'appareil urinaire. — Ce qu'il faut entendre par diurétiques et dépuratifs. Les premiers agissent sur les glomérules du rein, et les seconds modifient l'activité cellulaire de l'épithélium des canalicules. —Eaux diurétiques et eaux dépuratives. — Eaux excitantes et eaux sédatives de l'appareil urinaire.

Le rein est le principal, le grand émonctoire de l'économie. Cet organe, contrairement à d'autres glandes, le foie par exemple, ne fabrique pas les éléments du liquide qu'il excrète, puisque ceux-ci se retrouvent tous dans le sang, et qu'il agit par conséquent comme filtre. D'après Bowman, les glomérules de Malpighi ne sécrètent que la partie aqueuse de l'urine, et les autres éléments de ce liquide se séparent du sang dans les canalicules, par l'action des cellules épithéliales. Ludwig, au contraire, accorde un rôle capital aux glomérules qui fourniraient l'urine toute faite, mais plus diluée qu'elle ne doit l'être; alors l'eau en excès serait reprise dans les canalicules par les cellules d'épithélium, et rendue ainsi à la circulation générale. Jaccoud accepte la donnée principale de cette dernière théorie : l'urine est produite dans les capsules de Malpighi.

Je n'insisterai pas sur le rôle physiologique des glomérules et des canalicules du rein. Que les premiers fournissent l'urine toute faite, ou seulement la portion aqueuse, tandis que les cellules glandulaires s'emparent des parties constituantes du sang, pour les rejeter plus ou moins modifiées, à l'état de matériaux solides de l'urine, organiques et inorganiques, cette différence d'action n'a qu'une importance secondaire dans la question qui nous occupe. Toutefois, s'il m'était permis d'émettre à mon tour une opinion, je dirais qu'il me paraît bien difficile de ne pas accorder un rôle principal aux cellules glandulaires, troubles, granuleuses, des canaux contournés et des canaux en anse, dans la sécrétion rénale. En effet, si ces canaux ne remplissaient que l'office de simples conduits, pourquoi leur épithélium serait-il différent de celui des canaux droits, des canaux papillaires, des calices et des uretères? Et puis, n'a-t-on pas trouvé de l'acide urique dans les cellules glandulaires, comme l'ont fait observer Beaunis et Bouchard (*Anatomie descriptive*, p. 787)? L'argument tiré par Jaccoud de la diffusibilité de l'urée ne me semble pas avoir toute la valeur que lui accorde notre éminent confrère, car l'urée pourrait passer avec l'eau à travers les glomérules, sans qu'il en fut nécessairement de même pour tous les autres principes constituants de l'urine, partilièrement pour ceux qui ne sont pas solubles.

Ce qu'il faut surtout préciser, ce sont les effets des modificateurs de l'excrétion rénale. Or, ces effets se rapportent aux trois chefs suivants :

1° La partie aqueuse de l'urine est augmentée, sans changement appréciable dans la proportion des matières fixes;

2° La quantité des principes fixes augmente, celle de la partie aqueuse restant à peu près la même;

3° Il y a tout à la fois augmentation de la partie aqueuse et des principes fixes.

Dans le premier cas, les modificateurs de l'excrétion rénale sont diurétiques; dans le second, ils sont dépuratifs; en d'autres termes, les diurétiques simples agissent principalement sur la filtration de la partie aqueuse de l'urine, et les dépuratifs sur l'élimination des principes excrémentitiels du sang. Ainsi, pour citer quelques exemples tirés de la matière médicale, la scille, la pariétaire, le genêt, l'asperge, le nitrate de potasse, etc., augmentent seulement la proportion de l'eau dans l'urine; au contraire, le colchique et le silicate de soude augmentent la quantité des matières fixes.

Le mode d'action si dissemblable des diurétiques simples et des dépuratifs ne prouve-t-il pas que, dans la sécrétion rénale, l'élimination de la partie aqueuse et celle des matériaux solides de l'urine ont pour siéges des éléments anatomiques différents ? Je le crois, et je n'hésite pas à dire que les diurétiques agissent sur les glomérules, en augmentant la pression sanguine, tandis que les dépuratifs modifient l'activité cellulaire de l'épithélium des canaux contournés et des canaux en anse. Les agents qui sont à la fois diurétiques et dépuratifs agissent en même temps sur les glomérules et sur les cellules glandulaires des canaux.

Toutes les eaux minérales prises à hautes doses augmentent la partie aqueuse de l'urine, ce qui s'explique par leur légèreté et la facilité avec laquelle elles sont généralement absorbées. Quant à leurs effets dépuratifs, je dois dire qu'ils sont peu connus jusqu'à présent, car les seules expériences qui ont été faites sur ce mode d'action si important des eaux minérales se résument à celles dont j'ai communiqué les résultats, l'année dernière, à la Société d'hydrologie médicale de Paris (séance du 18 mars 1872). Voici quelques-unes des conclusions de cette communication insérée dans les annales de la Société. (T. XVII, p. 215.) :

« L'eau silicatée-sulfureuse de *Mahourat* est en même temps diurétique et dépurative. Dans le cas d'uricémie, elle débarrasse le sang des principes uratés qu'il contient en excès, et les voies urinaires des concrétions uriques qui s'y forment.

» Il faut attribuer surtout au silicate de soude les effets dépuratifs de l'eau de *Mahourat;* car ils ne cessent pas de se produire quand bien même cette eau est désulfurée, c'est-à-dire dépouillée de son principe sulfureux par l'évaporation à l'air libre.

» Les eaux alcalines, dont celles de Vichy peuvent être considérées comme le type, ne sont que légèrement diurétiques et nullement dépuratives ; même elles diminuent à la longue la quantité des principes fixes de l'urine. Cette différence dans les effets des eaux silicatées sulfureuses et des eaux alcalines tient surtout aux modifications que ces dernières font subir au plasma sanguin, véritable dyscrasie plasmatique qui enraye et trouble les phénomènes intimes de la nutrition, au lieu de les régulariser et de maintenir leur intégrité, comme on l'a prétendu.

» L'eau de Contrexéville agit sur l'excrétion rénale de la même manière que l'eau de *Mahourat*. Toutefois elle est moins diurétique et moins dépurative, à doses égales ; mais, en revanche, elle expulse avec plus de facilité les concrétions urinaires.

L'eau sulfatée de Capvern paraît agir sur les composés uriques d'une façon analogue à celle de Contrexéville.

Pidoux a dit, dans ses *Études sur la phthisie* (p. 438), que les Eaux-Bonnes excitent la formation de l'acide urique en excès, et que, sous ce rapport comme sous beaucoup d'autres, elles se montrent les antagonistes des eaux de Vichy. C'est une fausse interprétation de la part de notre éminent confrère : l'augmentation des urates dans l'urine, en dehors de tout mouvement fébrile, prouve simplement que les Eaux-Bonnes modifient l'activité cellulaire de l'épithélium des canalicules des reins, tandis que les eaux alcalines n'agissent que sur les glomérules, comme je viens de le dire. On a vu aussi (p. 79 et suivantes) pourquoi ces dernières font disparaître assez promptement les dépôts cristallins de l'urine.

La plupart des eaux sulfureuses doivent avoir des effets semblables à ceux des Eaux-Bonnes sur l'excrétion rénale, si j'en juge par les observations que j'ai faites à Cauterets avec l'eau de la *Raillière*. Cette source est dépourvue presque complètement de silicates alcalins, de même que la source *Vieille* de Bonnes ; aussi l'une et l'autre modifient-elles plus profondément les organes urinaires que les silicatées sulfureuses, tout en étant moins dépuratives. Je vais m'expliquer en citant quelques-unes de mes recherches concernant l'action physiologique et pathogénique des eaux de Cauterets sur les organes génito-urinaires :

« Il n'est pas rare que les hommes qui font un usage prolongé de l'eau de la *Raillière* éprouvent de l'ardeur en urinant, quelques picotements dans le canal de l'urètre et même un peu de pesanteur du côté du périnée, avec chaleur de la région lombaire. D'autres fois ils voient apparaître au méat urinaire, surtout le matin, quelques gouttes d'un liquide clair et mucilagineux. Chez beaucoup de femmes sujettes aux flueurs blanches, l'écoulement est rapidement modifié dans sa quantité et ses qualités.

» Il y a une distinction importante à établir entre les sources de Cauterets, sous le rapport des modifications qu'elles font subir à l'appareil urinaire et à ses fonctions. Les plus silicatées, telles que *Mahourat*, les *Œufs*, *César* et les *Espagnols*, agissent plutôt sur l'urination que sur les organes eux-mêmes ; tandis que les moins silicatées, comme la *Raillière*, ont une action plus complexe, plus profonde. En effet, j'ai vu rarement les premières sources, notamment *Mahourat*, employées seules, déterminer quelques symptômes d'irritation du côté du canal de l'urètre et du col de la vessie. La *Raillière*, au contraire, lorsque son usage est longtemps continué, provoque souvent, ainsi que je viens de le dire, de légères douleurs gravatives à la vessie, des envies fréquentes d'uriner et des ardeurs pendant la miction. Quelquefois même il survient des douleurs vives à la région hypogastrique, de la dysurie, de la pesanteur et des chaleurs fatigantes au périnée et au fondement. Il m'est arrivé de faire interrompre le traitement thermal à des femmes chez lesquelles l'usage interne et externe de l'eau de la *Raillière* avait provoqué des symptômes de vaginité et même de métrite. (*Etud. méd. et scient. sur les Eaux de Cauterets*, p. 168 et suivantes.)

J'ai parlé déjà des propriétés antizymotiques de l'eau de *Mahourat*, à cause du silicate de soude qu'elle renferme (p. 83 et suivantes) ; j'ajoute que, par la même raison, elle jouit d'une efficacité incontestable contre les affections suppurées des organes urinaires, pourvu toutefois que l'anesthésie domine.

Les carboniques fortes, les bi-carbonatées sodiques et les chlorurées sodiques sont excitantes de l'appareil urinaire, comme les sulfureuses silicatées, mais à un degré moindre.

Parmi les eaux véritablement sédatives de cet appareil, il faut citer particulièrement quelques sources à peine minéralisées, telles que Contrexéville, Évian, Capvern, Plombières, etc. C'est donc à tort que le docteur Leclère attribue à ces dernières une action excitante sur la vessie. D'ailleurs, la seule observation que notre honorable confrère a rapportée dans son mémoire (*Ann. de la Soc. d'hyd. méd. de Paris*, t. XVI, p. 174 et suiv.) concerne un homme de soixante-dix ans atteint de constipation habituelle et de dysurie. La miction devint régulière lorsque le malade eût rendu, sous l'influence des eaux de Plombières, cinq calculs d'acide urique. Or, d'après l'explication donnée par le docteur Leclère, ces calculs engagés dans les uretères avaient pu cheminer vers la vessie, grâce au retour de la contractilité de ces organes. Mais ce sont précisément des effets opposés, c'est-à-dire sédatifs, que les eaux de Plombières ont dû produire dans ce cas, car tout le monde sait que la présence d'un ou de plusieurs calculs dans les uretères détermine le spasme et non l'atonie des organes urinaires. Il en est souvent de même pour le bol excrémentitiel dans l'intestin ; d'où la cessation du mouvement péristaltique.

§ XV.

Action des eaux minérales sur le foie, les tissus fibro-séreux et osseux. — Les effets des eaux minérales sur le foie ne deviennent appréciables que si cet organe est malade. — Action des eaux sulfureuses et des eaux bi-carbonatées sodiques. — C'est seulement dans l'état pathologique que les tissus fibro-séreux deviennent des réactifs sensibles à l'action des eaux minérales. — Effets des eaux sulfureuses sur ces tissus. — Modifications produites dans le tissu osseux par les eaux de Barèges et de Bourbonne.

Le foie est un des organes qui, à l'état sain, accusent le moins, par des réactions immédiates, les modifications plus ou moins profondes que certaines substances leur font subir. L'alcool, par exemple (je laisse de côté l'*ictère aigu des ivrognes* signalé par Leudet, lequel ne se manifeste guère qu'à la suite d'excès immodérés, et qui coïncide en général avec une phlegmasie ulcéreuse de l'estomac), l'alcool détermine des accidents de congestion du côté du foie, excite l'innervation et les fonctions de cet organe, si bien que, d'après Cl. Bernard, le foie d'un animal auquel on a ingéré de l'alcool pendant plusieurs jours, contient une quantité de matière glycogène bien supérieure à la proportion normale. Passagère, momentanée d'abord, la fluxion devient permanente lorsque les excès alcooliques se répètent, et cette congestion chronique conduit plus rapidement que toutes les autres hypérémies hépatiques aux dégénérescences de l'organe, telles que la cirrhose, la stéatose, l'induration simple, la liathase biliaire, etc. Eh bien, à part quelques accès rares d'hépatalgie, les altérations que l'alcool produit dans l'appareil biliaire passent inaperçus jusqu'à ce que, par suite d'une dégénérescence avancée, les fonctions de cet appareil diminuent au point d'entraver la nutrition et d'amener le marasme.

Dans une série d'expériences que j'ai entreprises sur les animaux afin de déterminer les modifications que les eaux minérales font subir aux éléments histologiques des tissus, j'ai reconnu que les sulfurées sodiques à hautes doses congestionnent légèrement l'appareil hépatique ; or, chez l'homme, aucun phénomène particulier ne révèle ces effets sur le foie à l'état normal. Mais il n'en est pas ainsi quand l'organe souffre, alors même que son état pathologique ne s'est manifesté par aucun symptôme. Dans ce cas, en effet, les eaux sulfureuses trahissent vite leur action stimulante sur l'innervation, la circulation et les fonctions spéciales du foie : des douleurs plus ou moins vives dans l'hypochondre droit et à l'épigastre, l'augmentation du volume de l'organe, des troubles digestifs, quelquefois des coliques violentes, une teinte ictérique de la peau, la présence dans les urines de la matière colorante de la bile, etc., sont autant de symptômes qui révèlent de suite au praticien la nature du mal. Je n'oublierai jamais l'histoire d'une jeune femme qu'un médecin des plus habiles avait envoyée à Cauterets pour combattre des troubles digestifs qu'il attribuait à la répercussion d'une dartre. A peine cette jeune femme eût-elle commencé un traitement sulfureux extrêmement modéré, qu'elle fut prise de vomissements, d'embarras gastrique, de coliques atroces dont l'origine fut bientôt indiquée par le développement d'un ictère généralisé. Le foie avait à peine augmenté de volume. Les déjections ayant été jetées, malgré ma recommandation, j'ignore si la malade à rendu des calculs biliaires. Je la fis partir immédiatement pour Vichy dès que les accidents furent calmés, et j'ai appris depuis que l'usage des eaux bi-carbonatées sodiques ont produit les meilleurs résultats. Qui donc aurait pu supposer qu'il existait un état pathologique du foie chez cette jeune femme? Ni ses antécédents héréditaires, ni les troubles morbides qu'elle présentait n'autorisaient une pareille supposition; il a fallu les effets révélateurs des eaux sulfureuses pour faire découvrir un mal qui, probablement, eût continué longtemps encore ses ravages occultes.

Lorsque ces accidents ne sont pas très prononcés, et qu'ils coïncident avec un état pathologique plus grave d'un organe non moins important, le poumon, par exemple, ils sont plutôt avantageux que nuisibles, car ils indiquent une action dérivative, un antagonisme salutaire produit par les eaux.

Une particularité qu'il est important de faire ressortir ici, c'est que l'action excitante des eaux sulfureuses sur les éléments anatomiques du foie (vaisseaux capillaires, filets nerveux sensitifs, glandes glycogènes et glandes biliaires) n'aboutit pas aux mêmes résultats thérapeutiques que dans les autres organes, les muqueuses, par exemple; en un mot, elle n'est pas substitutive. C'est pourquoi l'emploi des eaux sulfureuses dans les maladies du foie serait aussi désastreux qu'il est utile quand l'organe, se trouvant à l'état normal, n'éprouve qu'une stimulation physiologique qui active ses fonctions. A quoi donc tient cette différence dans les effets excitants des eaux sulfureuses ? Je ne puis répondre à cette question quant à présent.

En ce qui concerne l'action des eaux alcalines sur le foie, la symptomatologie physiologique et pathogénique reste muette pour ces eaux comme pour les sulfureuses, si l'organe est sain. Souffre-t-il, au contraire, alors se manifestent les réactions que les eaux alcalines opèrent en lui, réactions salutaires et toutes différentes, par conséquent, de celles produites par les eaux sulfureuses. Mais faut-il conclure de là que les eaux alcalines modifient les éléments histologiques du foie en sens inverse des sulfureuses, c'est-à-dire par sédation? Je ne le crois pas ; je refuse même aux premières, jusqu'à preuves contraires, toute action spéciale sur la constitution anatomique de l'appareil hépatique. Leur action paraît être purement physique et chimique, je l'ai dit déjà (p. 76). En dissolvant les exsudats pathologiques, en fluidifiant la bile, en empêchant la précipitation de sa matière colorante et de la cholestérine, elles déblayent le terrain, si je puis m'exprimer ainsi, et, de cette façon, ramènent peu à peu les éléments à leur état physiologique. C'est encore une question que j'espère résoudre définitivement par mes recherches de pathologie et de thérapeutique expérimentales.

De même que le foie, les tissus fibro-séreux sont des réactifs sensibles à l'action des eaux minérales dans l'état pathologique seulement : exemples les effets des eaux sulfureuses sur la plèvre et le péricarde envahis par un épanchement séreux. Qu'on ne vienne pas dire que ces effets sont indirects, et qu'ils résultent plutôt des applications extérieures de l'eau minérale que de son usage interne ; car s'il en était ainsi, toutes les eaux susceptibles de modifier et d'activer les fonctions cutanées guériraient les épanchements pleurétiques et péricardiques anciens aussi bien que les eaux sulfureuses, auxquelles appartient cette spécialité d'action. Je citerai, dans le cours de cet ouvrage, des faits qui, je n'en doute pas, prouveront d'une façon péremptoire que ces eaux agissent directement, immédiatement sur la plèvre.

C'est encore aux effets stimulants des eaux sulfureuses sur les tissus fibro-séreux qu'il faut attribuer l'amélioration incontestable, et même la guérison de certaines affections cardiaques sous l'influence de ces eaux.

Enfin que pourrais-je dire, dans l'état actuel de nos connaissances, de l'action des eaux minérales sur le tissu osseux, si ce n'est que quelques-unes, telles que Barèges, parmi les sulfureuses, et Bourbonne, parmi les chlorurées sodiques, modifient ce tissu malade plus spécialement que toutes les autres.

§ XVI.

Action des eaux minérales sur la nutrition générale. — Fonctions assimilatrices et désassimilatrices. — Les sulfurées sodiques et les chlorurées sodiques sont les seules eaux minérales qui agissent directement, immédiatement sur l'universalité ou la presque universalité de ces fonctions. — La nutrition est un mode particulier de rénovation des éléments anatomiques primordiaux. — La chaleur animale est, en l'état physiologique, le véritable indicateur de l'activité de la nutrition générale. — Les eaux arséniquées pas plus que les eaux alcalines n'activent ni ne régularisent la nutrition générale. — Il en est autrement des sulfurées sodiques et des chlorurées sodiques.

« Il y a, dans les êtres vivants, des phénomènes vitaux et des phénomènes physiques.

» Aux premiers se rattachent les grandes fonctions à l'aide desquelles l'organisme se développe et s'entretient dans l'état de santé : ce sont la *digestion*, la *circulation*, la *respiration*, l'*urination* et la *sudoration* ou *sudorification*.

» La *digestion* élabore et fournit au sang les matériaux réparateurs.

» La *circulation* porte les matériaux élaborés à tous les organes, à tous les tissus, à tous les éléments anatomiques. C'est au moyen de la circulation capillaire que s'accomplit l'acte chimique nutritif élémentaire de composition et de décomposition, ou, en d'autres termes, l'acte chimique de l'assimilation et de la désassimilation nutritive.

La *respiration* régénère le sang en lui donnant de l'oxygène, qui est indispensable à l'accomplissement de l'acte nutritif, et, en même temps, elle rejette l'eau et l'acide carbonique produits par cet acte. Lagrange, Hasenfratz, Spallanzani, Magnus, Edwards, ont établi que les phénomènes de combustion s'opèrent non-seulement dans les poumons, comme l'avaient annoncé Lavoisier et Séguin, mais encore pendant le cours de la circulation, et principalement dans les capillaires.

» Il y a une transpiration cutanée analogue à la respiration pulmonaire. Toutefois la première diffère de la seconde en ce que la quantité d'acide carbonique exhalé par la peau et la quantité d'oxygène absorbé sont beaucoup plus petites que dans le poumon, tandis que la quantité de vapeur d'eau qui s'échappe par évaporation cutanée est deux fois plus considérable. On désigne cette évaporation invisible et continue sous le nom de *transpiration insensible*. Les phénomènes de la transpiration cutanée ont leur siége dans le système capillaire du derme.

» L'*urination* rejette hors de l'économie une certaine quantité des produits azotés et minéraux de la désassimilation. Elle concourt, avec l'exhalation pulmonaire et cutanée et l'excrétion des fèces, à entretenir l'équilibre organique. C'est la voie par laquelle sont principalement évacués les aliments albuminoïdes métamorphosés, tandis que les gaz et les vapeurs de l'exhalation pulmonaire et cutanée constituent le dernier therme des aliments thermogènes, tels que les aliments féculents, gras et sucrés.

» La *sudoration* contribue, avec l'*urination*, à débarrasser le sang de l'eau et des sels qui sont devenus impropres à l'entretien de la vie. Les glandes sudoripares versent d'une manière continue, à la surface de l'épiderme, une petite quantité de sueur qui se vaporise au fur et à mesure qu'elle est sécrétée, ou bien, les glandes fonctionnant avec plus d'énergie, la sueur s'écoule à l'état liquide sur la peau. Un homme perd en moyenne, dans les vingt-quatre heures, par la transpiration insensible, une quantité de vapeur d'eau équivalente à un kilogramme, c'est-à-dire 40 grammes à l'heure. Mais lorsque l'activité des glandes sudoripares est augmentée, comme par une température extérieure élevée ou un exercice fatigant, la perte peut s'élever à 300, 400, 500 et même 2,000 grammes en une heure. C'est ce qui arrive dans les étuves sèches chauffées à une haute température.

» Ainsi, parmi les fonctions qui président au développement et à la conservation de notre être, les unes sont *assimilatrices* (la digestion, la circulation, la respiration), et les autres *désassimilatrices* (la respiration, l'urination et la sudoration). Leur ensemble constitue l'acte de la nutrition. Toutes ces fonctions sont adjuvantes ou supplémentaires les unes des autres, et de la régularité avec laquelle elles s'exécutent, de leur harmonie, de leur influence réciproque ou de leur perturbation, résulte la santé ou la maladie. (Gigot-Suard, *Étud. méd. et scient. sur les Eaux de Cauterets*, p. 135 et suiv.) »

Maintenant, si l'on se rappelle les effets complexes des eaux minérales, on reconnaîtra de suite que toutes ces eaux ne doivent pas, ne peuvent pas exercer la même influence sur la nutrition générale, puisque les unes modifient les fonctions primordiales de l'organisme (assimilatrices et désassimilatrices) plus énergiquement, plus profondément que les autres; puisque telle eau a une action limitée ; que celle-ci agit directement, immédiatement, et celle-là indirectement, médiatement. Est-ce que, en effet, Vichy, Plombières, Néris, Bagnères-de-Bigorre, Ussat, etc., agissent sur la circulation, la respiration, la sudoration et l'urination de la même façon que les eaux sulfurées sodiques et les chlorurées sodiques? Est-ce que les eaux arséniquées n'ont pas aussi des effets différents? Un malade chez lequel les fonctions végétatives languissent, par suite d'une affection du foie ou de troubles digestifs, va à Vichy, et, après l'usage des eaux, la nutrition devient chez lui plus active et plus régulière. Voilà un effet médiat et indirect qui n'autorise nullement à attribuer aux eaux alcalisées une influence spéciale sur les actes assimilateurs et désassimilateurs ; je prouverai tout à l'heure que c'est l'inverse qui a lieu. Par cela même qu'une maladie locale retentit sympathiquement sur le reste de l'organisme (et c'est le cas surtout des affections gastriques et hépatiques), l'équilibre et l'harmonie tendent à se rétablir dès que l'organe malade est revenu à son état physiologique.

En régularisant les fonctions de l'intestin et l'innervation stomacale, en ramenant l'utérus congestionné à ses conditions normales, etc., les eaux de Plombières agissent sur la nutrition générale ; mais ce sont encore des effets indirects et médiats. La même remarque s'applique aux eaux de Néris, d'Ussat, de Bagnères-de-Bigorre, et à toutes celles qui s'adressent particulièrement aux troubles de l'innervation.

Donc, parmi les eaux minérales, celles-là seules doivent être considérées comme des modificateurs immédiats et profonds, par conséquent, de la nutrition générale, qui agissent directement, immédiatement sur l'universalité ou la presque universalité des fonctions assimilatrices et désassimilatrices. Ai-je besoin d'ajouter qu'il n'y a que les sulfurées sodiques et les chlorurées sodiques simples ou composées qui remplissent ces conditions ? Encore faut-il distinguer, parmi les premières, les eaux stables (Barèges, Cauterets, Eaux-Bonnes, en troisième ligne), de celles qui se décomposent facilement au contact de l'air (Luchon, etc., etc.), et qui, tout en étant plus excitantes du système nerveux, modifient moins activement la nutrition générale.

Suivant Cl. Bernard, l'acte physiologique auquel on a donné le nom de *nutrition* comprend deux parties distinctes : la formation des cellules et la création du blastème, cette dernière fonction étant tout aussi indispensable à la vie que la première. Le même physiologiste ajoute : « Lorsque la » mort arrive, au lieu de dire que la vie s'est éteinte, il » serait plus exact de dire que l'état physiologique qui régé-

» nère les organes a cessé d'exister. » (*Pathol. expérim.*, p. 56 et 69.) La nutrition n'est donc, en définitive, qu'un mode particulier d'évolution ou plutôt de renouvellement des éléments anatomiques primordiaux, les cellules et leur territoire, selon l'expression pittoresque sous laquelle Virchow a désigné le blastème. Par quels phénomènes objectifs pouvons-nous donc apprécier la régularité, et mesurer, en quelque sorte, la puissance de ce mouvement incessant de rénovation, de cette série d'échanges continuels qui s'accomplissent dans les éléments primordiaux de l'organisme?

Trousseau, dont le génie se distinguait par l'ampleur et l'originalité des conceptions, comparait chaque cellule organique, en dernière analyse, à un animal rudimentaire, avec une bouche représentée par l'artère, un anus représenté par la veine, et une masse amorphe représentée par le parenchyme de la cellule (noyau et granulations). Le sang est l'aliment. Dans l'état physiologique, tout se réduit à un acte de composition et de décomposition, et le tissu se conserve *en l'état*, s'atténue quelque peu ou s'amplifie, sans subir des modifications qui soient plus qu'un acte exclusivement physiologique. (*Clin. méd. de l'Hôtel-Dieu de Paris*, t. I, p. 8.)

Or, il se passe là quelque chose d'analogue à ce qui se passe dans le canal alimentaire : c'est une sorte de digestion interstitielle qui a ses phénomènes de réaction absolument comme la digestion stomacale, sa fièvre physiologique, laquelle s'accomplit sans détriment pour l'économie, sans perturbation durable et même appréciable. Ajoutons ces effets partiels les uns aux autres; multiplions-les, par la pensée, autant de fois qu'il y a de cellules organiques dans le corps humain, et nous aurons, pour somme de toutes ces actions, la fièvre d'assimilation et de désassimilation ou de la nutrition générale, caractérisée, comme la fièvre pathologique, par l'accélération de la circulation et la production de chaleur, celle-ci beaucoup plus significative que celle-là, car la circulation n'est pas toujours en rapport direct avec la puissance du mouvement de rénovation organique.

La chaleur animale se produit non-seulement dans les poumons, comme l'a dit Lavoisier, mais dans l'organisme tout entier. Elle naît partout où il y a combustion et échange de matériaux, partout où s'effectue la nutrition. Elle est donc, en l'état physiologique, le véritable indicateur de l'activité de la nutrition générale. Malheureusement la thermométrie thérapeutique a été aussi négligée qu'on s'est occupé de la thermométrie pathologique. Je suis même obligé de dire que les expériences thermométriques concernant l'action physiologique des eaux minérales se réduisent à celles que j'ai faites sur les eaux de Cauterets.

Quoi qu'il en soit, il me paraît assez prouvé aujourd'hui que la chaleur animale diminue sous l'influence de l'arsenic pour ne pas admettre, avec beaucoup de médecins, que cette substance et conséquemment les eaux arséniquées activent et régularisent la nutrition générale. D'après le professeur G. Sée, l'arsenic, à doses médicamenteuses, activerait les phénomènes d'oxydation et les actes organiques liés à la calorification. (*Nouveau Dict. de méd. et de chir. prat.*, t. III, p. 724.) Cela me semble inadmissible, et voici pourquoi : d'abord les expériences de Sabelin invoquées par le savant professeur pour prouver l'exagération du mouvement nutritif, et d'après lesquelles l'urée augmenterait sous l'influence de l'arsenic, tandis que l'acide urique, produit incomplet d'oxydation, diminuerait en raison inverse, ces expériences sont contredites par celles de Brettschneider, Schmidt, Stürzwag et Lolliot, qui ont prouvé, au contraire, qu'il y avait diminution de l'urée et abaissement de la température. En second lieu, si l'arsenic, étant absorbé, favorisait les combustions organiques et augmentait l'urée aux dépens de l'acide urique, ce serait un médicament très efficace dans l'uricémie , or, il n'en est rien ; j'ai même acquis la preuve du contraire. Enfin comment admettre que l'arsenic active la nutrition à faible dose, et qu'il l'arrête à dose élevée ? Il y a là une contradiction évidente, surtout si l'on considère que les arsenicophages, qui se font remarquer par leur fraîcheur, leur embonpoint et leur agilité, consomment précisément des quantités considérables d'acide arsénieux (jusqu'à 20 centigrammes par jour). L'action spéciale de l'arsenic sur la moelle allongée explique comment, la respiration étant ralentie, il y a une consommation moindre des substances hydrocarbonées, et par suite augmentation de l'embonpoint. Quant à l'aspect plus favorable de l'habitude extérieure du corps, n'a-t-il pas sa raison d'être dans la stimulation imprimée aux fonctions digestives, dans le ralentissement des décompositions organiques, et dans la plénitude des capillaires sanguins résultant d'un affaiblissement de leur contractilité et de l'augmentation de leur calibre ?

Les eaux alcalines ne modifient pas non plus la nutrition générale dans le sens indiqué par quelques hydrologues célèbres. C'est une question que j'ai déjà traitée à la Société d'hydrologie médicale de Paris, dans le même travail où je me suis occupé de l'action des alcalins sur les composés uriques de l'économie (p. 336 et suivantes).

« D'après la loi posée par Chevreul, les alcalins favoriseraient les combinaisons des matières combustibles avec l'oxygène, et occasionneraient dans l'organisme les divers changements qui signalent un accroissement d'activité de la combustion respiratoire, à savoir : l'augmentation de l'urée aux dépens de l'acide urique et des autres matériaux peu ou point brûlés, l'accroissement de la dénutrition, et, à la longue, l'hypoglobulie, la cachexie scorbutique ou bien séreuse. Mais, suivant la remarque du professeur Gubler, cette manière d'envisager les faits soulève de graves difficultés : ainsi *aucune accélération circulatoire, aucune élévation de température* n'accompagnent cette prétendue action hématocausique des alcalins, dont l'effet se borne peut-être à favoriser la dissolution des hématies et à déterminer la dyscrasie albumineuse. (*Comment. thérap. du Codex.*)

» J'irai plus loin que le savant professeur de thérapeutique, et je dirai que je me suis assuré expérimentalement que, sous l'influence des alcalins, la circulation se ralentit plutôt qu'elle n'est accélérée, et que la température s'abaisse au lieu de s'élever. Par exemple, chez un homme de quarante-sept ans, atteint d'uricémie et soumis successivement à l'usage des eaux de *Mahourat* et de Vichy, j'ai constaté que, du dixième au seizième jour du traitement par l'eau de Vichy, le pouls, mou et facilement dépressible, marquait de 60 à 62 le matin, de 70 à 72 le soir, et que la température atteignait à peine à 37° c. ; tandis que, pendant l'usage de l'eau de *Mahourat*, le nombre des pulsations était plus élevé de 7 à 8, et la température dépassait 37° c. J'ajoute que quelques dosages d'urée m'ont prouvé que cette substance avait diminué dans l'urine, comme les autres principes excrémentitiels.

» Durand-Fardel croit qu'un des effets du traitement thermal de Vichy, convenablement dirigé et approprié au sujet, est de maintenir l'intégrité des phénomènes intimes de la nutrition. Il lui semble que ce traitement agit exactement à la manière des conditions hygiéniques salutaires auxquelles on peut attribuer la valeur des moyens thérapeutiques en les faisant succéder à des conditions opposées : ainsi le séjour et surtout les occupations de la campagne, la chasse, les voyages, enfin l'exercice dans le sens hygiénique de ce mot. « La médication thermale fait-elle quelque chose » de plus, ajoute Durand-Fardel? Intervient-elle plus immé- » diatement dans ces phénomènes de nutrition pervertie qui, » de physiologiques, sont devenus pathologiques ? Il ne me » paraît guère permis d'en douter. » (*Mal. chron.*, t. I, p. 87.)

» Pour moi, je pense que le traitement thermal de Vichy agit tout à l'inverse des conditions hygiéniques auxquelles Durand-Fardel prétend l'assimiler. Je crois que ce traitement ralentit et trouble le mouvement de nutrition, au lieu de l'activer et de le régulariser, comme font le séjour et l'exercice à la campagne ; que, dans la diathèse urique, il ajoute une dyscrasie à une autre, c'est-à-dire une altération du plasma sanguin et des hématies, laquelle enraye et modifie peu à peu les actes importants dont ces éléments sont le siége et finit par amener la bouffissure, l'amaigrissement, la prostration des forces, un état scorbutique, des hypostases pulmonaires, en un mot la cachexie alcaline. Comme preuves, j'invoque l'action bien connue des alcalins sur le plasma sanguin et les hématies, les recherches que j'ai citées, la diminution des principes excrémentitiels dans l'urine, sans excepter l'urée, enfin l'observation clinique. »

L'influence des eaux chlorurées sodiques sur la chaleur animale n'a pas été déterminée jusqu'à présent. Pour ce qui concerne celle des eaux sulfureuses, je ne puis citer, je le répète, que les résultats de mes expériences sur les eaux de Cauterets. Ces eaux, prises en boisson, augmentent la température du corps humain mesurée sous la langue, comme celle de la peau prise sous l'aisselle. Mais la proportion n'est pas la même. Ainsi tandis que, pendant l'usage prolongé de l'eau de la *Raillière*, le thermomètre placé sous l'aisselle s'est élevé jusqu'à 1° 3 c. au-dessus de la moyenne, il n'a guère dépassé un demi-degré sous la langue. Toutes les sources de Cauterets qui sont employées en boisson m'ont paru avoir, à un ou deux dixièmes de degré près, la même action sur la calorification organique. (*Etud. méd. et scient. sur les Eaux de Cauterets*, p. 176 et suiv.)

En résumé, les eaux sulfurées sodiques et les chlorurées sodiques paraissent être les seules jusqu'à présent qui agissent directement sur la nutrition générale, à cause des modifications qu'elles produisent dans les fonctions primordiales de l'économie, ce que prouvent, d'ailleurs, l'augmentation de la chaleur animale et l'accélération de la circulation sous l'influence des premières pendant leur usage en boisson.

CLINIQUE MÉDICALE

DES

EAUX MINÉRALES

DE CAUTERETS.

I. — ASTHME.

§ 1er.

VARIÉTÉS ET FORMES ANOMALES.

Asthme *classique* ou intermittent. — Asthme rémittent. — Lésions produites par des attaques d'asthme répétées. — Asthme sec ou *sine sputo*. — L'intensité des lésions de l'appareil respiratoire et du cœur paraissent être en rapport avec l'activité des sécrétions morbides à la surface de la muqueuse bronchique. — Asthme catarrhal. Dans cette forme, il faut considérer deux éléments distincts et pourtant intimement liés l'un à l'autre : le spasme et le catarrhe. L'asthme catarrhal n'est pas plus fréquent dans l'enfance que dans l'âge adulte. — Coryza initial. Il ne peut pas être considéré comme une manière d'être de l'asthme.— Formes anomales.

Plus j'interroge mes souvenirs cliniques, et surtout plus je consulte, dans leurs détails, les cent vingt observations d'asthme que j'ai recueillies à la station thermale de Cauterets, plus je suis convaincu qu'il est impossible de donner une définition exacte de cette singulière maladie d'après les symptômes qu'elle présente. Il n'y a pas, en effet, d'affection dont la physionomie soit plus mobile, plus variable, plus bizarre, et qui se combine à un plus grand nombre d'états pathologiques, comme cause, effet ou complication.

C'est en reproduisant les principaux types de l'asthme qu'on peut le mieux en montrer les caprices, les fantaisies et l'origine physiologique. Je prends d'abord le type le plus pur, si je puis m'exprimer ainsi, et j'en emprunte l'esquisse au grand artiste de l'Hôtel-Dieu de Paris, Trousseau :

« Un individu jouissant de la plénitude de la santé se » couche aussi bien portant que d'habitude et s'endort » tranquillement. Une heure, deux heures après, il est » brusquement réveillé par un accès d'oppression des » plus pénibles. Il éprouve dans la poitrine un sentiment » de compression et de resserrement, une gêne considé- » rable ; sa respiration est difficile et accompagnée d'un » sifflement laryngo-trachéal pendant l'inspiration. Cette » dyspnée, cette anxiété augmentent. Le patient se lève » sur son séant ; appuyé sur les mains, les bras ramenés » en arrière, la face bouffie, quelquefois livide, rouge » violacée, les yeux saillants, la peau couverte de sueur, » il est bientôt obligé de se jeter hors du lit, et si l'ap- » partement qu'il habite n'est pas suffisamment élevé de » plafond, il court ouvrir sa fenêtre pour chercher au » dehors l'air qui lui manque : cet air libre et frais le » soulage. Cependant l'accès dure une heure, deux » heures, plus encore ; puis l'orage se calme. Le visage » reprend sa coloration naturelle et se dégonfle. Les » urines, d'abord claires et assez fréquentes, deviennent

» plus rares, plus rouges, et laissent quelquefois déposer » un sédiment. Enfin le malade se couche et reprend » son sommeil violemment interrompu. Le lendemain il » se met à ses affaires, mène sa vie habituelle, n'ayant » souvent que le souvenir de ses souffrances passées.

» Le soir, presque à la même heure, l'accès se répète, » absolument semblable à celui de la veille, cédant » comme lui pour revenir le lendemain, et revenant » ainsi pendant trois, quatre, cinq, dix, vingt et même » trente jours. « (*Clin. méd. de l'Hôtel-Dieu de Paris*, » t. III, p. 460.)

Voilà ce que j'appelle une attaque d'asthme *classique*, parce qu'elle est la plus simple, et qu'elle sert ordinairement de base aux descriptions des traités de pathologie.

Il est indéniable qu'on rencontre des asthmatiques dont les accès sont aussi tranchés, aussi nets, aussi exempts de complications, et qui présentent des rémissions aussi accentuées que le précédent; mais il faut les considérer comme des exceptions, eu égard au nombre de ceux chez lesquels la maladie prend de tout autres allures.

Je dirige dans l'usage des eaux, depuis plusieurs années, un asthmatique dont les accès sont continuels avec des exacerbations la nuit. Cet homme, âgé de quarante-neuf ans, sanguin, est asthmatique presque de naissance. Il a eu des eczémas et des hémorrhoïdes. Ses crises coïncident souvent avec un coryza. L'usage des eaux de Cauterets a éloigné les attaques et les a fait disparaître à peu près complètement. Mais, — circonstance remarquable, — il y a plusieurs années de suite que le sujet de cette observation est pris d'accès d'asthme violents dès qu'il arrive à Cauterets. La dyspnée se déclare brusquement;

la respiration devient sifflante, précipitée, anxieuse; la face est vultueuse, l'œil brillant, et la parole saccadée; puis surviennent des quintes de toux ordinairement provoquées par le mouvement et suivies de l'expectoration de quelques mucosités filantes. Ces phénomènes durent toute la journée, avec de légères variations dans l'intensité, et augmentent la nuit, au point que le patient ne peut rester couché; à peine a-t-il une ou deux heures de sommeil vers la matinée. Le calme ne revient qu'après plusieurs jours, quelquefois même une semaine; encore n'est-il jamais complet pendant toute la durée du traitement. Néanmoins le malade persiste dans l'usage des eaux, attendu que l'expérience lui a appris que c'est le seul moyen de prévenir, pour le reste de l'année, les crises atroces auxquelles il est exposé.

J'ai rencontré assez souvent cette forme de l'asthme que j'appelle *rémittente*, parce que les accès sont continus avec des paroxysmes.

Quant à l'asthme *intermittent*, il n'a des rémissions franches, complètes, c'est-à-dire pendant lesquelles le malade jouit de la plénitude de la santé, qu'à la condition d'être récent; mais si les attaques se multiplient ou se rapprochent, elles finissent par engendrer des lésions plus ou moins graves du côté des voies respiratoires, du cœur ou de l'estomac. Ainsi, sur cent vingt cas d'asthme, j'ai trouvé quatre-vingt-quatorze fois les poumons emphysémateux, à des degrés différents, bien entendu. Voilà pourquoi la plupart des asthmatiques toussent et sont essoufflés dans l'intervalle des accès. Il y en a même chez qui l'exercice, la marche un peu plus accélérée que de coutume, les émotions morales produisent un sentiment de constriction dans la poitrine et une anxiété pénible. Chez d'autres, on trouve des congestions pulmonaires, des dilatations bronchiques ou l'hypertrophie du cœur. D'autres enfin se plaignent de flatuosités de l'estomac et d'assoupissement après le repas.

Dans l'asthme ordinaire, qu'il soit rémittent ou franchement intermittent, les paroxysmes se terminent le plus souvent par l'expectoration de mucosités plus ou moins abondantes.

On considère généralement comme rare l'asthme sec, c'est-à-dire non accompagné ou suivi d'un certain degré de sécrétion catarrhale des bronches. Il y a même des pathologistes qui nient son existence. Selon le professeur G. Sée, auteur d'un article très savant sur l'asthme dans le *Nouveau Dictionnaire de médecine et de chirurgie pratiques*, Van Helmont a vu deux fois et Williams trois fois des paroxysmes se terminer *sine sputo*. Lefèvre l'a observé aussi sur lui-même ; mais alors, fait remarquer le professeur Sée, il est possible que l'exsudat se soit déplacé subitement des dernières bronches pour entrer dans des conduits plus spacieux, de manière à faire pénétrer l'air et cesser la dyspnée ; puis, au bout d'un temps assez long après la fin de l'attaque, il est rejeté au dehors, de telle sorte qu'il ne paraît plus avoir aucun rapport de cause à effet avant la fin de l'accès. Cette explication, qui appartient à Beau, a été imaginée par lui pour les besoins de la cause qu'il défendait, car il considérait le mucus bronchique comme indispensable à la production de l'asthme ; d'où il suit qu'il n'y aurait pas d'asthme sans catarrhe.

L'asthme *sine sputo* est très rare, à la vérité, mais on ne peut nier son existence. En ce qui me concerne, je l'ai rencontré cinq fois.

Le premier cas se rapporte à un homme de quarante-six ans, atteint d'asthme depuis six ans. Sa mère était elle-même asthmatique. Avant ses attaques, cet homme avait été exposé à des maux de tête violents et à un rhumatisme du genou droit dont il se ressentait encore. Les crises, nocturnes et d'une intensité considérable, forçaient le malade à quitter le lit. Dans l'hiver de 1867, il fut pris d'un accès rémittent qui dura huit jours. Il n'avait jamais remarqué qu'il eût éprouvé le besoin de rendre la moindre mucosité ni pendant ni après les crises. Ce fait paraîtra d'autant plus extraordinaire que le malade était sujet à des coryzas humides très fréquents. Un autre phénomène non moins insolite, c'est que les poumons ne présentaient pas de traces d'emphysème, quoique l'asthme remontât à six ans.

J'ai trouvé, au contraire, les poumons emphysémateux chez un jeune homme de vingt-deux ans, asthmatique depuis l'enfance et dont les crises avaient lieu sans sécrétions anormales de la muqueuse bronchique.

Dans un autre cas d'asthme complètement sec, les deux poumons étaient aussi le siége d'un emphysème généralisé. Il s'agit d'une dame de trente-trois ans atteinte d'asthme héréditaire et pour ainsi dire congénial. Son père et sa grand-mère maternelle étaient asthmatiques. Lorsque la malade me consulta, les crises survenaient toutes les nuits, vers trois ou quatre heures du matin, et s'accompagnaient de râles sibilants secs sans l'expulsion de la moindre mucosité, même longtemps après la fin du paroxysme. En dehors des accès, la malade était très essoufflée ; les râles sibilants persistaient dans la poitrine, surtout à droite, mais bien moins accentués que pendant les crises.

Enfin j'ai trouvé les poumons et les bronches exempts de toute espèce de lésion dans deux autres cas d'asthme sec. Il est vrai que chez l'un de ces malades, — homme de trente-quatre ans, — les attaques revenaient à de longs intervalles, et que chez l'autre, — jeune fille de treize ans, — l'affection ne datait que d'un mois. En tout cas, si je rapproche ces faits de quelques autres dans lesquels les malades, expectorant fort peu, n'ont présenté que des lésions insignifiantes de l'appareil respiratoire, bien que l'asthme fût ancien ; si, d'un autre côté, je considère que c'est dans la forme catarrhale que j'ai observé les troubles les plus graves consécutifs à l'asthme, soit du côté des voies respiratoires, soit du côté du cœur, je suis porté à croire que l'intensité de ces troubles et la rapidité avec laquelle ils se produisent sont en raison directe de l'activité des sécrétions morbides à la surface de la muqueuse bronchique.

Qu'est-ce donc que l'asthme catarrhal ? Un homme de quarante-deux ans, sec, nerveux, avait eu pendant longtemps des éruptions de prurigo, des névralgies, des rhumes de cerveau et de poitrine, quand une nuit, il fut pris brusquement d'une orthopnée épouvantable. L'oppression ne céda un peu que vers le matin, à la suite de l'expulsion de crachats assez épais. Cette attaque avait été précédée d'un coryza humide avec éternument et larmoiement. Un médecin appelé en toute hâte auprès du malade crut à une bronchite capillaire. Ce qui surtout avait confirmé le praticien dans ce diagnostic, c'était l'existence de la fièvre, quoiqu'elle ne fût point en rapport avec la gravité des accidents. Le malade continua à tousser et à expectorer sans ressentir une trop grande oppression. Cependant celle-ci augmentait un peu toutes les nuits. Au bout de huit jours, une seconde crise nocturne, en tout semblable à la première, survint et se termina de la même manière pour se reproduire encore, jusqu'à ce que les paroxysmes devinrent définitivement périodiques. Après avoir gardé le lit et la chambre pendant plusieurs semaines, le malade put vaquer à ses occupations, mais péniblement. Il était essoufflé, toussait, crachait beaucoup le jour, et la nuit, la dyspnée devenait telle qu'il ne pouvait rester qu'assis sur son lit. Quand je vis le malade pour la première fois, je constatai, à l'auscultation, surtout dans le côté droit de la poitrine, l'existence de râles sonores et sous-crépitants. L'expansion vésiculaire s'entendait difficilement. L'expectoration était toujours abondante.

En 1865, j'ai été consulté par une dame jeune encore, qui éprouvait de loin en loin des crises d'asthme catarrhal à allures bizarres et inquiétantes. Tout à coup et sans cause appréciable la respiration s'embarrassait, devenait précipitée, anxieuse; les yeux se fermaient; les lèvres étaient violacées; une sueur froide perlait sur le front et les joues; la malade pouvait à peine articuler quelques mots et répondre aux questions qui lui étaient adressées; la suffocation paraissait imminente. La nature de ces accidents ayant été méconnue lors de la première attaque, celle-ci dura plus de vingt-quatre heures et se termina par une bronchite catarrhale. Depuis lors ils ont été enrayés par les moyens anti-asthmatiques ordinaires. Cette dame s'enrhumait facilement en dehors de ses crises.

Il y a à considérer dans l'asthme catarrhal deux éléments distincts et pourtant intimement liés l'un à l'autre : ce sont le spasme et le catarrhe. Le premier peut produire le second ; cela n'est pas douteux, comme nous le verrons quand il sera question de la physiologie pathologique de la maladie ; alors nous avons la forme humide de l'asthme ordinaire. Dans l'asthme catarrhal, au contraire, c'est l'élément spasmodique qui est subordonné au catarrhe. Sans doute cette distinction paraîtra de prime abord plus théorique que pratique, car il n'est pas toujours facile de faire la part, chez le malade, de l'élément spasmodique et de l'élément catarrhal ; mais la question me paraît simplifiée par cette considération, que l'asthme catarrhal est spécial aux personnes atteintes d'une certaine susceptibilité de la muqueuse respiratoire, en d'autres termes, qui contractent facilement des rhumes.

Où le diagnostic devient plus difficile, c'est lorsque l'élément catarrhal a effacé en quelque sorte l'élément spasmodique, c'est-à-dire lorsque la prédominance du catarrhe a rendu presque inappréciables les phénomènes caractéristiques de l'asthme, tels que les accès d'oppression, de suffocation, revenant d'une façon intermittente, principalement la nuit.

A plus forte raison le praticien doit-il être embarrassé lorsque la dyspnée est permanente, presque toujours au même diapason, et extrêmement irrégulière dans ses paroxysmes, par suite des quintes de toux, de la présence continuelle de sécrétions épaisses et visqueuses dans les conduits aériens, de la raréfaction emphysémateuse du tissu pulmonaire, de la compression des portions saines du parenchyme par les vésicules dilatées ou par des ampoules aériennes, enfin de l'altération du cœur dans sa texture contractile ou les dimensions de ses orifices, désordres qui réagissent les uns sur les autres et se développent en raison même de leur existence mutuelle. Quelle attention, quel coup d'œil il faut alors à l'homme de l'art pour distinguer le rouage qui commande tous les autres dans cet engrenage compliqué !

Est-il vrai, comme le prétend Trousseau, que la forme catarrhale de l'asthme prédomine chez l'enfant et qu'on l'observe plus rarement chez l'adulte? Je suis obligé de dire que mes observations contredisent cette assertion du grand clinicien. Ainsi, sur quinze cas d'asthme qui se sont manifestés chez des enfants, depuis la naissance jusqu'à l'âge de quatorze ans, il y en a deux complètement secs, un presque sec, quatre ordinaires, huit, c'est-à-dire la moitié, de nature catarrhale, et ces derniers n'ont pas changé de forme en persistant ou en reparaissant dans l'âge adulte chez les mêmes sujets. D'un autre côté, je possède plus de vingt observations d'asthme catarrhal chez des individus qui avaient dépassé trente ans.

En revanche, je me trouve tout à fait d'accord avec l'illustre médecin de l'Hôtel-Dieu, quand il insiste sur le coryza initial dans l'asthme. « Subitement, sans s'être » exposé à aucune des causes qui produisent les rhumes » de cerveau, le malade est pris d'éternuments d'une » extrême violence et d'une étrange opiniâtreté. Son nez » coule abondamment, ses yeux se gonflent et sont » remplis de larmes ; puis, après quelques heures, ces

» accidents cessent aussi rapidement qu'ils étaient surve-» nus, et, dans la soirée, le plus ordinairement dans la » nuit, l'asthme se déclare franchement avec ses carac-» tères habituels. Quatre, cinq, six jours de suite, davan-» tage encore, et presque toujours à la même heure, la » scène se répète pour se terminer de la même façon. » (*Op. cit.*, p. 462.)

Ce coryza de début est très fréquent ; aussi le professeur Sée a-t-il commis une erreur en disant que, dans l'asthme, la muqueuse des narines est très rarement le siége d'une sécrétion anormale.

Dans quelques cas j'ai vu la sécheresse des narines précéder l'accès. D'autres fois le coryza terminait la crise au lieu de la précéder. Enfin j'ai rencontré des malades chez lesquels la congestion de la muqueuse nasale alternait avec la dyspnée dans une même crise.

Mais de ce que le coryza est commun dans l'asthme, soit qu'il le précède, qu'il l'accompagne ou le suive, et de ce qu'il alterne quelquefois avec lui, faut-il le considérer comme une manière d'être, une forme larvée de la maladie ? Je ne le crois pas, car, à ce compte, on serait peut-être autorisé à admettre autant de manières d'être de l'asthme qu'il y a de manifestations des maladies dont il n'est lui-même que l'expression. Prenons un exemple : tout le monde sait que l'asthme et la migraine sont des manifestations différentes de la diathèse urique ; tout le monde sait aussi qu'il n'est pas rare de voir le premier remplacer la seconde, eh bien, s'en suit-il que la migraine soit une forme anomale de l'asthme ? Assurément non.

Je n'en dirai pas autant d'une certaine toux spasmodique que j'ai observée plusieurs fois et qui me paraît se rattacher à l'asthme, dont elle serait une variété.

Pendant la saison de 1868, je fus consulté par un jeune homme de vingt-neuf ans pour une toux convulsive qui, depuis trois ans, revenait presque toutes les nuits à peu près à la même heure. Cette toux, incessante, sèche et très pénible, s'accompagnait de dyspnée. J'appris du malade qu'il éprouvait souvent des démangeaisons à l'anus, qu'il avait eu, immédiatement avant ses crises de toux, une blépharite ciliaire, que souvent il digérait mal, et qu'enfin il était exposé, depuis dix ans, à de violents rhumes de cerveau. Nul doute alors que l'affection pour laquelle il venait à Cauterets ne fût diathésique, et je n'hésitai pas à la considérer comme une forme anomale de l'asthme. Le traitement thermal la fit disparaître promptement.

Voici quelques autres faits du même genre :

Une toux sèche, violente, revenant toutes les nuits, s'était déclarée chez un jeune homme de vingt ans, à la suite d'un bain de mer pendant lequel il avait failli se noyer. Cette toux ne céda à aucune médication, et il y avait douze ans que le malade en était atteint, lorsqu'il vint à Cauterets. A cette époque, la toux était rauque, presque incessante, et donnait lieu à des accès de suffocation qui forçaient le malade à quitter le lit. Il ne toussait pas dans la journée. Ce jeune homme avait eu autrefois des dartres, et, depuis quelque temps, il contractait de fréquents rhumes de cerveau. Je trouvai, à l'auscultation, dans le côté droit de la poitrine, un emphysème sec en arrière et en avant. Dès les premiers huit jours du traitement, la toux avait disparu et le malade dormait à merveille.

Un homme de trente-cinq ans, nerveux, et qui avait eu la gale étant jeune, fut pris, sans cause déterminante appréciable, d'une toux violente, sèche, revenant par accès, laquelle céda après l'apparition d'une névralgie sciatique des plus douloureuses. Celle-ci ayant disparu à son tour sous l'influence d'un traitement approprié, la toux revint avec les mêmes caractères qu'auparavant. Lorsque je revis le malade, il était extrêmement maigre; l'auscultation révéla l'existence d'une congestion du poumon gauche. Il quitta Cauterets complètement débarrassé de sa toux et de ses douleurs névralgiques. Je n'en ai plus entendu parler depuis.

Au mois de juin de l'année dernière, je vis une demoiselle de vingt-trois ans qui était atteinte, depuis trois mois environ, d'accès de toux nerveuse tout à fait sèche avec de l'oppression. L'arséniate de soude, qui avait fait disparaître une première fois les accès, restait impuissant dans la récidive. A l'auscultation, je trouvai la respiration courte partout, sans mélange de râles, et saccadée à gauche en avant. La digestion était régulière. J'appris que la diathèse goutteuse existait dans la famille de cette jeune fille. Elle avait elle-même, lorsqu'elle me consulta, un psoriasis des doigts et un pityriasis capitis qui ne l'avait jamais quittée. La toux cessa complètement dès le douzième jour du traitement thermal.

Je terminerai cet aperçu sur les variétés et les formes anomales de l'asthme par la relation d'un fait que je crois très rare :

Au mois de juin 1867, un marin de Royan venait chercher aux eaux de Cauterets un soulagement à de cruelles attaques dont il souffrait depuis cinq mois. Cet homme avait cinquante-deux ans et présentait les attributs d'une excellente constitution. Presque toutes les nuits, à des heures variables, il ressentait tout à coup une douleur à la nuque, douleur extrêmement violente, atroce, et qui lui arrachait des cris. Cette douleur ne durait que quelques instants; mais elle était à peine passée, qu'une toux convulsive et incessante la remplaçait, accompagnée d'anxiété et de suffocation. La face devenait violette, vultueuse; les bras et les membres inférieurs se refroidissaient; l'œil était vitré; on eût cru assister à l'agonie de ce malheureux. Au bout d'un certain temps, il expectorait quelques mucosités tantôt glaireuses, tantôt concrètes, et le calme revenait peu à peu. Quelquefois les crises s'accompagnaient de perte de connaissance et de mouvements nerveux; elles étaient épileptiformes. La santé paraissait bonne dans l'intervalle des crises; toutefois le malade était très essoufflé en marchant; il toussait beaucoup. Je constatai l'existence d'un emphysème pulmonaire généralisé avec congestion à la partie inférieure du poumon gauche.

Ce fait me paraît curieux, à cause non-seulement de la physionomie toute particulière et de l'intensité de la maladie, mais encore de la manière dont elle débutait. Le siége de l'*aura* (cette expression me semble parfaitement justifiée ici) était manifeste. On verra, lorsque je traiterai de la nature de l'asthme, le parti que je tirerai de cette observation, qui est, d'ailleurs, la seule de son genre que j'ai trouvée dans mes notes.

§ II.

CAUSES.

L'asthme émane le plus ordinairement d'une maladie constitutionnelle et surtout de l'herpétisme. — Causes déterminantes. — Asthme guttural — Asthme gastrique. — Asthme cataménial.

L'asthme est rarement idiopathique, c'est-à-dire indépendant de tout autre état morbide, je dirais presque qu'il ne l'est jamais. Cette vérité ne pouvait échapper au coup d'œil de Trousseau ; aussi regardait-il l'asthme comme une névrose ordinairement liée à l'existence d'une diathèse. (*Op. cit.*, t. II, p. 484.) Je me suis suffisamment expliqué, dans l'introduction de cet ouvrage, sur la signification qu'on doit donner au mot *diathèse*, pour qu'il soit inutile de reproduire les raisons qui me font rejeter ce mot dans l'acception que Trousseau lui assigne ici et le remplacer par celui de *maladie constitutionnelle*. L'asthme est donc le plus ordinairement l'expression symptomatique d'une maladie générale. Or, l'herpétisme, la syphilis et la scrofule peuvent-ils le produire indifféremment ? C'est la question que je vais examiner maintenant.

Sur les cent vingt cas dont j'ai parlé déjà, il y en a plus des deux tiers dans lesquels l'asthme se rattachait d'une façon évidente à l'herpétisme (on se rappelle que, suivant moi, l'uricémie n'est qu'une division de cette maladie). La connexion était directe ou indirecte : directe, quand le malade avait présenté ou présentait encore une ou plusieurs affections de même origine ; indirecte, lorsqu'elle résultait d'une mutation partielle par la voie héréditaire. Dans un tiers des cas environ, le défaut de renseignements ne m'a pas permis de saisir l'origine pathogénique de l'affection.

L'asthme émane donc souvent de l'herpétisme, soit directement, soit indirectement ; et si l'on réfléchit aux nombreuses manifestations de cette maladie constitutionnelle, on s'expliquera comment Trousseau a dit que dartres, rhumatisme, goutte, hémorrhoïdes, gravelle, sont des affections que l'asthme peut remplacer, et qui réciproquement peuvent remplacer l'asthme ; que des parents tuberculeux peuvent procréer des enfants asthmatiques, et réciproquement des asthmatiques donner naissance à des individus tuberculeux. « C'est un fait assuré-
» ment très remarquable, ajoute l'illustre professeur,
» que l'asthme, qui semble si peu de chose quant à la
» lésion organique concomitante, paraît être, en quelques
» circonstances, la manifestation d'une maladie diathé-
» sique dont l'expression locale est aussi considérable
» que l'est la tuberculisation. » (*Loc. cit.*, p. 484 et 488.)
J'ai donné l'explication de ces phénomènes dans le paragraphe consacré aux *mutations pathologiques*.

La filiation de l'asthme par la scrofule se rencontre assez souvent ; mais sa production directe chez les scrofuleux est assez rare. Je ne l'ai observée que deux fois, et encore les sujets présentaient plutôt les attributs de la constitution scrofuleuse que la scrofule elle-même. Je veux dire que chez eux la maladie n'était pas évoluée, à moins que, dans ce cas, l'on ne considère l'asthme comme une de ses déterminations.

Mon expérience personnelle ne me permet pas de me

prononcer sur la question de savoir si le virus syphilitique peut occasionner des accès d'asthme. J'ai vu se produire, sous l'influence des eaux, bien des manifestations diverses de la syphilis, dans sa période de latence o plutôt d'accalmée ; mais je ne possède aucune observation d'asthme provoqué par le traitement thermal.

Tous les pathologistes ont raconté les choses les plus bizarres, les plus étonnantes, concernant les causes déterminantes de l'asthme, telles que l'air, les poussières, les gaz irritants, les odeurs, les émotions morales, etc. J'aurais moi-même quelques cas curieux à rapporter, si ces faits n'étaient beaucoup plus intéressants par leur étrangeté que par les conséquences pratiques qui en découlent. Aussi me bornerai-je à parler de ceux dont l'utilité me paraît réelle.

Théry, auteur d'un excellent traité sur l'asthme, attribue avec raison à certaines affections (causes pathologiques) une influence sur la production de l'asthme. Ces rapports de causalité sont d'autant plus importants à établir, qu'on ne peut triompher des accès qu'en faisant disparaître l'affection à laquelle ils sont intimement liés.

J'ai vu des asthmatiques (et le nombre en est peut-être plus considérable qu'on ne le suppose) chez lesquels les attaques se rattachaient à un état pathogénique de la muqueuse pharyngienne le plus souvent de nature herpétique. Ce qui prouve la vérité de cette assertion, c'est que l'asthme disparaissait avec l'affection du pharynx. Voici deux exemples de cette variété de l'asthme :

Un homme de quarante-huit ans, éminemment nerveux, était atteint, depuis longtemps, d'accès de toux spasmodique accompagnée de suffocation et suivie d'une sécrétion abondante des muqueuses nasale et bronchique. Cet homme avait remarqué que des picotements et un besoin incessant d'avaler précédaient ordinairement les crises. L'examen de la muqueuse pharyngienne fit découvrir une teinte violacée de cette membrane avec dilatation variqueuse des vaisseaux superficiels. On voyait aussi à sa surface un nombre considérable de granulations miliaires dont plusieurs étaient ulcérées. L'usage des eaux en boisson et en bain, des douches révulsives, des douches pharyngiennes pulvérisées, quelques cautérisations légères avec le nitrate d'argent, améliorèrent l'état de la muqueuse au point que les accès d'asthme disparurent et ne se sont plus renouvelés depuis. Je dois dire que le malade avait fait déjà un traitement à Cauterets, l'année précédente, sans résultats, l'affection de la gorge ayant été négligée.

Un homme de trente-trois ans, sanguin et très fort, eut de fréquents accès de migraine depuis son enfance jusqu'à l'âge de trente ans. A cette époque, la migraine fut remplacée par des quintes de toux périodiques précédées de picotements à la gorge et accompagnées de suffocation, de soulèvements de l'estomac et de l'expectoration de mucosités glaireuses. La muqueuse pharyngienne était congestionnée, sèche, comme parcheminée en certains endroits, et les piliers postérieurs du voile du palais étaient hypertrophiés. L'auscultation indiquait une faiblesse du murmure respiratoire sans râles. Les accès disparurent rapidement sous l'influence des eaux et de quelques cautérisations avec le nitrate d'argent.

Je signale à l'attention des praticiens cette forme de l'asthme, que j'appelle *guttural*, et dont aucune monographie spéciale ne fait mention. Trousseau lui-même n'en a pas dit un mot dans ses leçons cliniques. Il est vrai que le professeur Sée, dans son article sur l'asthme *(Nouv. Dictionn. de méd. et de chir. prat.)*, parle de sensations anomales que certains asthmatiques éprouvent du côté de l'arrière-gorge et du larynx ; mais, d'après le savant professeur, ces phénomènes sont très rares et indiquent seulement l'imminence de l'accès.

Pourquoi donc n'admettrait-on pas un asthme *guttural*, puisqu'on admet un asthme gastrique ? J'ajoute qu'il est peut-être plus difficile de prouver l'existence de ce dernier, ainsi qu'on en jugera par quelques exemples.

Un conducteur des ponts et chaussées, âgé de cinquante-deux ans et bien constitué, était asthmatique depuis quatre ans. Ses attaques avaient lieu tantôt la nuit et tantôt le jour. Sa mère et sa grand'mère maternelle avaient été elles-mêmes asthmatiques. Dans l'intervalle des accès, il était très essoufflé et digérait avec difficulté. Je trouvai le poumon droit emphysémateux. Quoique la dyspnée fût très intense, le patient disait en souffrir moins que d'une dyspepsie acescente qui commençait avec les attaques et durait autant qu'elles. Il comparait aux effets d'un fer rouge la sensation que lui faisaient éprouver les mucosités acides et filantes qu'il rendait abondamment par la bouche.

Qui pourrait affirmer, dans ce cas, que la dyspepsie était la cause ou l'effet, ou bien encore une simple complication de l'asthme ? Le traitement thermal a soulagé le malade ; mais, eût-il guéri complètement l'asthme et la dyspepsie, que le problème resterait encore à résoudre.

Une dame de cinquante ans, nerveuse, née d'une mère

herpétique, avait présenté, depuis sa naissance, une série d'affections qui n'étaient évidemment que les symptômes d'une maladie générale. Jusqu'à six ans, ce furent des éruptions eczémateuses ; puis survint une chorée légère qui ne disparut qu'à l'âge de seize ans, à la suite d'un traitement suivi avec persévérance. Depuis cette époque jusqu'à vingt-huit ans, la malade éprouva de violentes migraines. Celles-ci firent place à un eczéma des parties génitales qui dura vingt ans, avec des alternatives de rémission et de recrudescence. Enfin, vers l'âge de quarante-huit ans, l'affection eczémateuse ayant beaucoup diminué, sous l'influence de lotions avec le sulfure de potasse, la malade fut prise de névropathie générale, de dyspepsie et d'asthme. La chorée tendait même à revenir. Les troubles gastriques avaient leur maximum d'intensité pendant les accès d'asthme ; ils étaient accompagnés de vertiges, de pesanteur sur les yeux et de flatulense. La crise d'asthme consistait en dyspnée sans toux ni expectoration, une constriction de la poitrine et une sensation semblable à celle que fait éprouver l'inspiration du gaz sulfureux.

Voilà une scène pathologique variée, complexe, dans laquelle il serait bien difficile, ce me semble, de dire si tel élément morbide commandait tel autre, ou lui était subordonné.

J'ai dirigé dans l'usage des eaux une demoiselle que son médecin avait envoyée aux eaux de Cauterets pour combattre des phénomènes morbides forts singuliers, et probablement subordonnés les uns aux autres. Cette demoiselle ne pouvait digérer que le pain, toute autre substance provoquant le vomissement. Depuis plusieurs années, à la suite de névralgies, elle était prise, toutes les nuits et à peu près à la même heure, de suffocation et de toux avec crachement de sang. Elle avait remarqué que les accès diminuaient d'intensité quand elle ne mangeait pas le soir, et qu'ils augmentaient, au contraire, si le repas avait lieu plus tard que d'habitude. La muqueuse pharyngienne était granulée, et le poumon droit congestionné, surtout en avant. La goutte existait dans la famille.

Ce fait et deux autres que je vais rapporter sont, de tous ceux que j'ai observés, les seuls dans lesquels les troubles de l'estomac paraissent avoir exercé une action directe et plus ou moins marquée sur les accès d'asthme.

Un homme de quarante-cinq ans, nerveux, et dont la grand'mère maternelle avait eu des attaques d'asthme pendant presque toute sa vie, était lui-même asthmatique et dyspeptique depuis l'âge de vingt-huit ans. Souvent aussi il souffrait de névralgies sciatique et intercostale du côté gauche. Les accès, le plus souvent nocturnes, débutaient ordinairement par un coryza. Pendant toute leur durée, le patient vomissait une grande quantité de mucosités glaireuses et acides. La digestion était toujours pénible. Je constatai un emphysème généralisé. Lorsqu'il me consulta, ce malade me dit qu'il avait la certitude que ses crises d'asthme venaient de l'estomac, et qu'elles disparaîtraient si la digestion se faisait mieux. Pensant que cet homme pouvait avoir raison, j'indiquai un traitement en conséquence, et, dès le cinquième jour, les fonctions digestives étant régularisées, les accès avaient disparu ; le coryza seul persistait. Le mieux continua jusqu'à la fin du traitement, qui a duré vingt-trois jours. J'ignore s'il s'est maintenu. — Le médecin ne doit pas toujours dédaigner les appréciations des malades.

J'ai observé, l'année dernière, un cas d'asthme stomacal chez un homme de quarante-deux ans qui avait eu pendant longtemps des éruptions prurigineuses aux jambes. Cette affection ayant disparu, une névralgie sciatique la remplaça, et à celle-ci succédèrent des accès d'asthme qui duraient depuis quatre ans lorsque le malade vint à Cauterets. Il était en même temps emphysémateux et dyspeptique. Les crises se produisaient presque tous les matins, précédées et accompagnées de vomissements. Quand ces derniers n'avaient pas lieu, ils étaient remplacés par de violentes douleurs de tête; mais alors l'attaque d'asthme manquait aussi. Le malade quitta Cauterets dans un état très satisfaisant.

Au résumé, il est certain qu'il y a des relations réciproques de cause à effet entre l'asthme et certaines affections de l'estomac. Celles-ci peuvent produire des accès d'asthme, et celui-là des troubles digestifs. Je me rappelle, à cette occasion, un fait qui m'a vivement frappé, et dont je vais dire quelques mots, bien qu'il n'ait qu'un rapport très indirect avec le sujet que je traite maintenant. Il s'agit d'une jeune dame qui était prise d'attaques épileptiformes après les repas, surtout le soir. La digestion ayant été régularisée par un traitement, les attaques disparurent. L'*aura* siégeait donc dans l'estomac.

Les fonctions génitales, la puberté, les règles, l'époque critique peuvent-elles avoir des rapports directs avec la manifestation des accès d'asthme? Cela est contestable suivant G. Sée; aussi, regarde-t-il comme apocryphe l'exemple, cité par Robert Bruce, d'une malade chez laquelle les paroxysmes revinrent à chaque retour des menstrues pendant les trois ans qui précédèrent la ménopause. Pour le professeur Sée, il s'agissait là évidemment d'une hystérie.

Je n'examinerai pas jusqu'à quel point cette opinion est fondée, mais j'affirme avoir vu un cas d'asthme cataménial parfaitement authentique. C'était chez une femme de trente ans qui, depuis l'âge de dix-huit ans, avait, à chaque époque menstruelle, des crises bien caractérisées et d'une intensité extrême. Les Eaux-Bonnes avaient diminué déjà les accès, lorsque cette dame vint à Cauterets, où elle compléta sa guérison. Du moins, il y a deux ans que l'asthme n'a pas reparu.

§ III.

PHYSIOLOGIE PATHOLOGIQUE.

L'asthme est une constriction des tuyaux bronchiques. — Réfutation des objections faites à cette théorie par le professeur G. Sée. — Aura asthmatique : il part de la muqueuse aérienne, ou des muqueuses pharyngienne et gastrique, ou bien encore directement du bulbe rachidien. — Rôle de la congestion dans l'asthme. — Quand l'asthme émane de l'herpétisme, on ne saurait admettre que l'excitation part de la peau pour se propager au bulbe, et de là aux nerfs moteurs de la respiration, comme l'a écrit le professeur G. Sée.

Voici comment j'ai expliqué la production de l'asthme dans mon *Traité de l'Herpétisme* (p. 181 et suiv.) :

« On sait que la muqueuse du pharynx est quelquefois le siége de phénomènes d'un ordre réflexe qui constituent la *dyspharyngie* ou *pharyngisme*, et que ces phénomènes consistent en une gêne, une sorte de constriction, avec besoin presque incessant d'avaler et de râcler. Or, l'explication de cet état spasmodique du pharynx me paraît bien simple : l'impression communiquée aux expansions terminales des filets sensitifs de la muqueuse se réfléchit sur les filets moteurs des muscles du pharynx. Ces deux espèces de filets nerveux sont fournis par le nerf vague, dont les rameaux s'anastomosent avec des rameaux venus du glosso-pharyngien et du ganglion cervical supérieur pour former le plexus pharyngien. Il m'est arrivé plusieurs fois de produire le spasme du pharynx, même à un haut degré, par des cautérisations superficielles de la muqueuse avec le nitrate d'argent. Suivant moi, le mécanisme de l'accès d'asthme est analogue à celui du pharyngisme, c'est-à-dire que l'excitation des expansions terminales des filets sensitifs du nerf vague, dans sa portion thoracique, se réfléchit sur les filets moteurs qui se distribuent à la couche musculaire des bronches, et détermine la contraction spasmodique de ces conduits. »

G. Sée combat en ces termes la théorie du spasme bronchique :

« L'argument physiologique en faveur de la théorie » peut se résumer ainsi : les fibres musculaires des » bronches sont contractiles ; en se contractant, elles » rétrécissent le calibre des tuyaux bronchiques ; de là » la difficulté de l'introduction de l'air dans le poumon, » et la dyspnée caractéristique. Un pareil obstacle diminuerait nécessairement la quantité d'air inspiré ; mais » nous savons qu'au contraire, le poumon est manifestement distendu ; il y a donc là une hérésie clinique, et » je me hâte d'ajouter qu'elle est greffée sur une interprétation forcée de l'expérimentation physiologique. En » effet, de ce que les fibres musculaires des bronches

» se contractent; de ce que leurs contractions ont été » constatées par Longet sur les grands animaux, tels que » le bœuf et le cheval, il ne s'ensuit pas que la con- » traction, qui, d'ailleurs, n'a jamais pu être vérifiée sur » les autres espèces, soit assez puissante pour influen- » cer le calibre du tuyau bronchique. Notre éminent » physiologiste n'a jamais formulé cette conclusion; elle » serait, du reste, en opposition formelle avec les expé- » riences de Wintrich, qui n'a jamais vu, même sur les » animaux de grande taille, le manomètre introduit dans » la trachée pendant l'électrisation du nerf vague subir » la moindre oscillation significative; lorsque, par » hasard, le mercure monte dans le tube manométrique, » l'ascension est brusque et ne peut pas dépendre de la » contraction d'un muscle lisse; car, ainsi que Longet » l'a vu et démontré, celle-ci est lente, graduelle, et » réclame un certain temps pour s'accomplir (Helmhotz).
» La doctrine du spasme est donc en opposition formelle » avec les lois de la physiologie, avec les faits cliniques.» (*Op. cit.* p. 628.)

Je ferai, à mon tour, les objections suivantes au savant professeur :

La percussion démontre, en effet, que le poumon est dilaté pendant l'accès d'asthme ; mais, en supposant que le calibre des tuyaux bronchiques soit rétréci, il doit y avoir stagnation non-seulement de l'air, — ce que, d'ailleurs, G. Sée reconnaît lui-même, — mais aussi des principes volatils sécrétés par le poumon, c'est-à-dire de l'acide carbonique, de l'azote et de la vapeur d'eau; d'où la dilatation des vésicules pulmonaires. Il n'est pas besoin, par conséquent, pour expliquer l'emphysème asthmatique, de supposer, avec G. Sée, que *la fatigue et la paralysie succèdent à l'excitation du nerf vague.* (*Loc. cit.*, p. 637.) Je dirai même que la manière dont ce pathologiste interprète la formation de l'emphysème asthmatique contredit sa théorie de l'asthme ; car, dans les accès d'origine réflexe qui auraient la peau pour point de départ, les *divers nerfs périphériques remplaçant le nerf vague* (G. Sée, id., p. 630), la dilatation des vésicules pulmonaires ne devrait pas se produire, puisqu'elle est sous l'influence immédiate de ce dernier, d'après G. Sée. Alors de deux choses l'une : ou l'accès d'asthme par excitation centripète des nerfs périphériques est une hypothèse purement gratuite, ou il ne s'accompagne pas d'emphysème pulmonaire. C'est ainsi que le professeur fait crouler lui-même la théorie qu'il veut substituer à celle du spasme bronchique.

Ce médecin, invoquant les expériences de Wintrich, prétend aussi que la théorie de la constriction des bronches est en opposition manifeste avec les lois de la physiologie ; mais je lui opposerai les expériences si concluantes et en quelque sorte classiques de Williams : « Le » poumon n'est pas seulement élastique, dit l'auteur » d'un traité élémentaire de physiologie justement esti- » mé ; les conduits dans lesquels circule l'air sont » pourvus de fibres contractiles, de nature musculaire. » Ces fibres entourent les petites bronches d'une tunique » continue ; on les trouve aussi dans la trachée ; mais » elles n'y existent plus que dans l'intervalle qui sépare » les extrémités des cartillages incomplets. On peut aussi, » à l'exemple de Williams, rendre le fait très évident, en » multipliant pour ainsi dire les phénomènes. A cet

» effet, on prend un poumon sur un chien qu'on vient » de mettre à mort, on lie la bronche principale de ce » poumon sur un tube métallique, puis suspendant ver- » ticalement le poumon, on remplit d'eau colorée ce » dernier et le tube, dont la partie supérieure est en » verre et graduée. Cela fait, on dirige un courant » d'induction au travers du poumon, en appliquant » l'un des pôles de la pile ou de l'appareil inducteur » sur la surface du poumon, et l'autre pôle sur la partie » métallique du tube. Le liquide contenu dans le pou- » mon ne tarde pas à s'élever dans le tube gradué, » poussé vers le haut par la contraction des bronches » stimulées par le courant. » (Béclard, *Traité élém. de physiol. hum.*, 5e édition, p. 343.)

Une dernière objection au professeur Sée : vous attribuez les différents râles de l'asthme à la présence du mucus dans les bronches, et vous dites, à propos de l'emphysème asthmatique, que la *sécrétion muqueuse est tardive et succède manifestement à l'emphysème*. (*Loc. cit.*, p. 687.) Comment donc expliquer les râles sibilants et ronflants qui accompagnent si souvent l'asthme à son début, alors qu'il n'y a encore aucune sécrétion, si ce n'est par la contraction spasmodique des bronches ? Cette théorie du spasme bronchique est donc la seule vraie, la seule conforme aux données de la physiologie et de la clinique.

Bretonneau attribuait la gêne de la respiration à une congestion violente des poumons, analogue à la congestion que l'on observe dans certains accès d'épilepsie. Je rappellerai, en effet, que l'aura épileptique s'accompagne souvent d'un mouvement congestif très appréciable. Une hypérémie semblable s'opèrerait donc sous l'influence de l'aura asthmatique, et l'afflux des liquides oblitérant les vésicules pulmonaires et les ramifications bronchiques déterminerait la dyspnée, puis la sécrétion muqueuse que l'on observe ordinairement à la fin des accès.

Trousseau n'admet pas l'existence de cet aura ; il n'a jamais pu le comprendre, tandis qu'il comprend très bien le mécanisme de la constriction spasmodique seule. (*Loc. cit.*, p. 484.)

Pour moi, je crois à l'existence de l'aura asthmatique comme à celle de l'aura épileptique, en faisant observer toutefois que j'entends désigner par ce mot l'impression communiquée aux expansions terminales des filets sensitifs du nerf vague à la surface de la muqueuse bronchique, et transmise rapidement aux filets moteurs fournis par le même nerf à la couche musculaire des bronches. D'après cette interprétation et les faits que j'ai rapportés précédemment, on conçoit que l'aura asthmatique ne part pas toujours de la muqueuse aérienne, mais parfois des muqueuses pharyngienne et gastrique. L'innervation de ces muqueuses explique comment l'excitation se propage rapidement aux filets moteurs des muscles bronchiques, et les fait contracter. Le professeur Sée, qui n'admet pas le spasme bronchique, comme on vient de le voir, explique d'une façon toute différente la production de l'asthme gastrique et de l'asthme intestinal (il pense que l'intestin peut être, aussi bien que l'estomac, le point de départ d'accès d'asthme d'origine réflexe). L'excitation partirait des nerfs du plexus cœliaque ou mésentérique, gagnerait le nerf vague, puis le centre vital, et viendrait se réfléchir sur les nerfs moteurs respiratoires qui émergent de la moelle épinière. Cette théorie me paraît inadmissible, voici pourquoi : si les choses se passaient comme le suppose G. Sée, il ne devrait pas y avoir d'asthme gastrique sans vomissement, et réciproquement, puisque la contraction du diaphragme et des muscles abdominaux est la principale cause du vomissement, et que ces muscles, surtout le diaphragme, se contractent nécessairement dans l'accès d'asthme gastrique, d'après l'explication du professeur Sée.

En parlant des formes anomales de l'asthme, j'ai cité une observation curieuse dans laquelle l'aura semblait partir directement de la moelle allongée. Cette forme physiologique de l'asthme, que j'appelle directe, c'est-à-dire dont le point de départ réside dans le centre vital, est peut-être assez commune. Je me demande si la pousse qu'on observe chez les étalons ne se produirait pas de cette façon? C'est, au reste, une question sur laquelle je reviendrai quand je traiterai de l'emphysème pulmonaire, et que je ferai connaître les études de pathologie et de thérapeutique comparées auxquelles je me suis livré sur ce sujet.

Sans accorder à la congestion une influence aussi considérable que celle qui lui a été attribuée par Bretonneau sur la production de l'asthme, on ne peut lui refuser cependant un rôle quelquefois important dans les phénomènes complexes qui caractérisent l'affection. Il y a même des cas où l'élément congestif semble dominer, par exemple, lorsque l'asthme se produit de la façon suivante, ainsi que je l'ai vu plusieurs fois: les narines deviennent le siége d'une hypérémie intense, de démangeaisons, d'éternuments, puis d'un écoulement considérable; la sécrétion lacrymale augmentant aussi, les yeux s'injectent et les caroncules se gonflent; au bout d'un temps qui varie depuis douze jusqu'à vingt-quatre heures, la congestion gagne les joues, le palais, la gorge, jusqu'aux trompes d'Eustache, puis l'asthme apparaît. Quelquefois même le coryza initial a disparu quand l'affection bronchique se déclare.

Dans l'asthme humide, non catarrhal, l'abondance des sécrétions bronchiques résulte des effets réflexes qui se produisent dans l'appareil glandulaire. Il n'est donc pas nécessaire de faire intervenir la congestion pour expliquer ce phénomène.

Lorsque l'asthme émane de l'herpétisme, l'aura part, je le répète, soit de la muqueuse bronchique, soit des muqueuses pharyngienne et stomacale, ou bien encore directement de la moelle allongée ; mais il est impossible d'invoquer, avec le professeur G. Sée, une excitation cutanée se propageant au bulbe, et de là aux nerfs moteurs de la respiration (*Loc. cit.*, p. 663 et suiv.); car, en laissant de côté la question de physiologie pathologique, la clinique donne un démenti formel à cette interprétation. Ainsi l'asthme vrai se montre chez les dartreux quand les manifestations cutanées n'existent pas ou ont à peu près disparu, et l'intensité des accès est ordinairement en raison inverse des lésions externes. Les faits contraires sont exceptionnels et ne se rencontrent que dans la *cachexie herpétique*, alors que la viciation du sang par les déchets de la désassimilation a atteint son plus haut degré. C'est aux observations mêmes que le professeur Sée a citées que je vais demander la preuve de mes assertions. Dans l'observation de Bouillaud, la dyspnée se déclara à la suite de la disparition d'une dartre, et la respiration ne devint libre que lorsqu'un vésicatoire eut été appliqué sur la surface dartreuse ; dans celle de Trousseau, l'oppression augmentait invariablement quand l'urticaire disparaissait ; les deux malades dont parle Duclos ont été pris d'asthme longtemps après la disparition d'herpétides cutanées presque insignifiantes ; le peintre qui fait le sujet de l'observation de Guéneau de Mussy eut d'abord un eczéma chronique des oreilles, puis des accès d'asthme ; chez les deux malades de Moutard-Martin, l'asthme succéda aussi à une éruption eczémateuse, immédiatement chez l'un, au bout de six ans chez l'autre ; enfin Sée lui-même dit que, parmi les asthmatiques qu'il a observés, les uns étaient atteints d'eczéma chronique en voie de guérison, les autres furent pris d'asthme longtemps après la disparition de l'affection cutanée.

§ IV.

TRAITEMENT.

Le Mont-Dore. — Eaux carboniques fortes. — La Bourboule. — Cauterets. Influence du climat de cette station thermale sur les affections chroniques de la poitrine, et sur l'asthme en particulier. — Les Eaux-Bonnes. — Luchon. — Enghien, Pierrefonds, Allevard.

Ai-je besoin de dire que je ne dois m'occuper ici que du traitement de l'asthme par les eaux minérales, et, en particulier, par celles de Cauterets.

Je ferai observer d'abord qu'il est rare que cette

affection, quand elle a atteint un certain degré de gravité, guérisse complètement, radicalement aux eaux minérales, ou du moins disparaisse sans être remplacée par quelque autre affection moins pénible. Cela prouve une fois de plus que la cause première de l'asthme réside dans un trouble général de l'organisme, et non pas simplement dans une modification partielle de l'appareil respiratoire; en d'autres termes, que les conditions qui le font naître sont profondes, inhérentes à la constitution, tenaces par conséquent, et difficiles à modifier. Mais aussi que d'asthmatiques trouvent aux eaux minérales un allégement à leurs souffrances, un calme qui leur rend l'existence supportable et leur permet de vaquer à leurs occupations; et combien guériraient peut-être, s'ils avaient plus de persévérance dans l'usage des eaux appropriées à leur état, s'ils se montraient plus dociles aux règles de l'hygiène, et moins oublieux de leurs souffrances passées, quand elles ont un temps d'arrêt!

On entrevoit que le traitement de l'asthme est complexe et qu'il doit répondre à plusieurs indications. La cause générale qui le produit, c'est-à-dire la maladie constitutionnelle dont il est une détermination, sa forme, ses complications, son évolution physiologique, sans parler du tempérament et de la constitution du malade, influent non-seulement sur le choix des eaux, mais encore sur leur mode d'application. Celles auxquelles la tradition a dévolu la spécialité du traitement de l'asthme sont les sulfureuses, les arséniquées et le Mont-Dore. Le gaz qui se dégage des carboniques fortes peut remplir aussi certaines indications.

Au Mont-Dore, — je le répète, — les eaux agissent

plutôt par leur thermalité que par leur composition chimique. C'est ce qui a fait dire à Durand-Fardel que ces eaux, « employées à titre de thermales et par un mode » externe, paraissent agir spécialement sur les fonctions » de la peau. » (*Traité thérap. des eaux min.*, p. 435.) Michel Bertrand, l'autorité par excellence quand il s'agit du Mont-Dore, a résumé une série d'observations très intéressantes par les propositions suivantes :

« Les eaux du Mont-Dore n'améliorent point l'état des » personnes atteintes de dyspnée nerveuse ou asthme » convulsif ;

» Elles produisent de bons effets dans l'asthme hu» mide ou consécutif à la rétrocession du principe rhu» matismal ou dartreux. » (*Op. cit.*, p. 321.)

J'ai eu l'occasion de voir des asthmatiques qui, ayant fait inutilement usage des eaux du Mont-Dore, sont venus à Cauterets; d'un autre côté, j'ai envoyé moi-même dans la première de ces deux stations des malades auxquels les eaux de la seconde n'avaient procuré aucun soulagement; eh bien, j'avoue qu'il m'est difficile de tirer des conséquences pratiques de ces observations. Néanmoins je crois que les eaux du Mont-Dore sont particulièrement indiquées lorsque l'asthme a remplacé une ou plusieurs manifestations de l'herpétisme, pourvu que l'élément arthritique figure parmi ces manifestations, et, à plus forte raison, s'il est la seule qui ait précédé ou qui accompagne l'affection dyspnéique. Dans le cas contraire, l'asthme me paraît plutôt justiciable des eaux sulfureuses ou arséniquées. Je base cette distinction sur un certain nombre de faits, parmi lesquels je choisis les deux suivants :

J'ai conseillé les eaux du Mont-Dore à un officier de

cavalerie, âgé de trente-neuf ans, doué d'une excellente constitution, et qui était venu deux ans de suite à Cauterets pour combattre un asthme intermittent et humide dont il souffrait depuis plusieurs années. Les eaux n'avaient produit d'autres résultats que de diminuer l'élément catarrhal et d'éloigner un peu les crises. Ce malade avait eu des douleurs articulaires vers l'âge de vingt-cinq ans, puis un eczéma au scrotum, des hémorrhoïdes et enfin des accès d'asthme. Le crâne était dénudé, et la muqueuse pharyngienne parsémée de granulations. Je trouvai aussi des vestiges de pityriasis dans les sourcils. L'impulsion du cœur paraissait un peu vive, mais sans augmentation du volume de l'organe ni bruits anormaux. J'ai appris que le Mont-Dore a produit d'excellents résultats, pendant une année du moins; j'ignore ce qui s'est passé depuis.

Il y a deux ans, vint à Cauterets un homme sec, nerveux, âgé de quarante-huit ans et asthmatique depuis dix ans. Les eaux du Mont-Dore, employées pendant deux saisons consécutives, n'avaient amené aucune rémission dans les symptômes. L'asthme était catarrhal. Comme précédents, le malade m'apprit qu'avant de devenir asthmatique, il avait été tourmenté pendant longtemps par des névralgies siégeant tantôt à la tête, tantôt à l'estomac. L'herpétisme existait dans la famille. Les eaux de Cauterets produisirent un grand soulagement dès la première saison. L'année dernière, je revis le malade, qui paraissait guéri de son asthme, mais chez lequel une névralgie sus-orbitaire assez douloureuse s'était manifestée à plusieurs reprises.

Il va sans dire que les eaux du Mont-Dore n'ont

aucune prise sur la maladie constitutionnelle de laquelle l'asthme émane. Ce sont de puissants agents de la médication antagoniste (j'appelle ainsi une forme de la médication révulsive), c'est-à-dire qui déplacent, transforment, usent même certaines affections, mais n'en attaquent jamais la cause génératrice.

Les lésions organiques du cœur et des gros vaisseaux, l'emphysème généralisé et l'état nerveux contre-indiquent formellement la médication spéciale du Mont-Dore.

Je me bornerai à signaler l'emploi du gaz carbonique en inhalations contre l'asthme dans lequel l'élément spasmodique domine. C'est encore une médication purement locale et accessoire, qui n'offre que des avantages bien limités.

L'application des eaux véritablement arséniquées à la thérapeutique thermale est une conquête toute récente ; ce qui explique la pénurie de travaux sur l'application de ces eaux minérales au traitement de l'asthme. Je ne connais même que les cinq observations communiquées, l'année dernière, par le docteur Chateau, à la Société d'hydrologie médicale de Paris (T. XVIII, p. 368). Aussi devrais-je apprécier la valeur de cette médication, ses indications et ses contre-indications, plutôt théoriquement, c'est-à-dire d'après ses effets physiologiques et pathogéniques, que pratiquement.

Le docteur Chateau a recueilli ses observations à la Bourboule. « Nous avons cherché par le traitement, dit » cet honorable confrère, à produire un double effet : » un premier sur l'élément spasmodique de l'asthme ; » un second sur l'élément diathésique de l'affection. Voilà des indications nettement formulées ; voyons jusqu'à quel point les eaux arséniquées de la Bourboule les ont remplies.

Dans la première observation, il s'agit d'un asthme catarrhal compliqué d'accidents hystériformes, de dyspepsie et d'eczéma nasal chez une femme de quarante-trois ans issue d'un père goutteux. La malade avait eu elle-même des accès de goutte. Vingt-deux jours de traitement à la Bourboule n'ont produit qu'une amélioration caractérisée par la diminution de l'oppression, de l'expectoration et de la toux. L'état nerveux s'était amélioré aussi, mais la dyspepsie persistait.

Chez une dame de vingt-deux ans, atteinte d'asthme catarrhal et d'eczéma aux membres inférieurs, les eaux de la Bourboule n'ont amené aucune amélioration.

La troisième observation concerne une jeune dame de Paris, profondément anémique, qui avait, depuis quelques années, des accès d'asthme périodiques et accompagnés de bronchites fréquentes. L'observation ne renferme aucune indication concernant la nature diathésique de l'affection. Cette jeune femme partit momentanément guérie après un traitement de vingt-deux jours.

Un enfant de sept ans et demi, qui souffrait, depuis plus de deux ans, d'un asthme tantôt sec et tantôt humide, à la suite de la disparition d'un eczéma généralisé, suivit à la Bourboule un traitement d'une quinzaine de jours pendant lequel il eut un soulagement presque immédiat, puis une récidive, puis un nouveau soulagement. On ne peut certainement pas admettre, avec l'honorable praticien de la Bourboule, que ce malade soit parti guéri. Il est vrai que notre confrère se borne à dire :

« Nous avons tout lieu de croire qu'il aura retiré un » grand bien de sa saison thermale. » (p. 385.)

Le sujet de la cinquième observation avait une bronchite chronique avec un peu d'oppression et d'emphysème; mais cela ne constitue point l'asthme.

On voit, par ce court résumé, que si l'on devait juger des effets des eaux de la Bourobule dans l'asthme d'après les quelques observations du docteur Chateau, ces effets seraient médiocres. Mais il faut attendre d'autres renseignements avant de se prononcer.

Quoi qu'il en soit, je me crois autorisé à conclure de l'action des eaux arséniquées sur les éléments histologiques, que ces eaux ne peuvent modifier la maladie constitutionnelle qui engendre l'asthme, mais qu'elle combattent avantageusement les éléments spasmodique et catarrhal de cette affection, surtout quand il y a prédominance du premier. Je n'hésite pas à leur attribuer une grande puissance dans les cas où l'aura asthmatique part directement du bulbe rachidien. Malheureusement ces cas sont difficiles à distinguer, si tant est qu'ils soient nombreux.

Je n'hésite pas non plus à proscrire formellement l'usage des eaux arséniquées dans l'asthme accompagné de congestions passives.

Il me reste à parler des eaux sulfureuses, principalement de celles de Cauterets.

La méthode numérique ne me paraît pas applicable à la thérapeutique thermale, parce que s'il est possible d'avoir, pour quelques malades, des résultats précis sur les résultats consécutifs du traitement, le plus grand nombre échappe à un contrôle sérieux. C'est pourquoi je me contenterai de dire, d'une manière générale, qu'en ce qui concerne l'asthme, j'ai obtenu, dans une période de onze années de pratique à Cauterets, un petit nombre de succès complets, beaucoup d'améliorations et un assez bon nombre d'insuccès.

C'est chez les enfants et les jeunes gens que les eaux ont produit les résultats les plus prompts et les plus durables. Je cite un exemple remarquable :

Au mois de juillet 1868, je fus appelé à diriger dans l'usage des eaux un jeune garçon de neuf ans, lymphatico-nerveux, asthmatique depuis l'âge de deux ans. Sa mère, qui l'accompagnait, était profondément herpétique. Presque toutes les nuits, cet enfant avait des crises atroces sans la moindre expectoration ; il était obligé de rester sur un fauteuil. Sa santé générale paraissait assez bonne. Les eaux du Mont-Dore et d'Allevard avaient été employées inutilement à plusieurs reprises. Pendant le traitement, le jeune malade ne ressentit aucune amélioration appréciable, mais il n'eût que trois accès après cette première saison. Lorsqu'il revint à Cauterets en 1870, son père m'affirma que, depuis la seconde saison, l'asthme avait complètement disparu. L'enfant s'était beaucoup développé. Je crois devoir ajouter qu'en disparaissant, l'asthme n'avait été remplacé par aucune autre affection de même nature, ou plutôt ayant la même origine, comme cela arrive souvent.

Voilà donc un cas de guérison complète dans lequel l'élément catarrhal faisait absolument défaut.

Au reste, la forme de l'asthme ne paraît pas avoir une influence bien marquée sur les résultats du traitement, d'après les observations que j'ai recueillies.

J'ai rencontré des cas dans lesquels l'élément catarrhal ayant disparu, ou à peu près, l'élément spasmodique persistait. L'inverse n'a jamais eu lieu. On a dû remarquer, quand j'ai parlé des variétés de l'asthme, que l'usage des eaux de Cauterets avait produit de prompts et salutaires effets dans l'asthme guttural, l'asthme dyspeptique, et certaines formes anomales caractérisées par une toux convulsive et périodique. Souvent aussi j'ai obtenu de bons effets quand l'affection débutait par un coryza. En général, la guérison m'a paru plus difficile à obtenir dans les cas où l'aura partait directement de la muqueuse bronchique que dans les autres.

Le nombre et la variété des sources de Cauterets (sulfurées fortes, sulfurées moyennes, sulfurées faibles, silicatées sulfureuses, excitantes et sédatives) expliquent leur emploi dans les différentes formes de l'asthme, quelle que soit la constitution des malades.

Les effets immédiats n'ont aucune importance quant aux résultats définitifs du traitement thermal ; car il y a des asthmatiques qui, ayant été très éprouvés pendant toute la durée de leur cure, voient ensuite les crises diminuer et même disparaître, tandis que d'autres qui ont été soulagés immédiatement ne tardent pas à être repris après l'usage des eaux, comme on le verra par le fait suivant :

Un négociant de Bordeaux, âgé de vingt-neuf ans, lymphatico-nerveux, avait été exposé toute sa vie à des rhumes de cerveau accompagnés d'éternuments fatigants. Il avait eu aussi, à l'âge de vingt-quatre ans, un eczéma sec à la figure et aux oreilles. Cette affection ayant été guérie, une toux pénible et catarrhale accompagnée d'étouffements se déclara. L'application de sangsues au siége et l'emploi de vomitifs ne purent conjurer les accès d'asthme qui, au contraire, augmentèrent d'intensité et devinrent intolérables pendant deux ans. Le malade consulta inutilement cinq médecins allopathes et deux homœopathes. Les crises se renouvelaient tous les quinze jours environ et duraient trois jours. Dès son arrivée à Cauterets, le malade eut un accès très fort accompagné de râles sibilants énormes. L'auscultation pratiquée après la crise ne révéla que des désordres insignifiants du côté de la poitrine : un peu de faiblesse de l'expansion vésiculaire en avant et en haut dans les deux poumons, sans aucune espèce de râles ; rien du côté du cœur et des gros vaisseaux. Le malade éprouva un tel soulagement pendant la cure, qu'il se croyait guéri lorsqu'il quitta Cauterets. Mais, à peine de retour à Bordeaux, il eut quelques accès très pénibles, auxquels le calme succéda encore pendant trois mois. L'espoir d'une guérison complète revint au malade ; malheureusement l'asthme se manifesta de nouveau, et, cette fois, pour reprendre ses allures périodiques. Toutefois les crises étaient moins violentes, puisqu'elles ne forçaient pas le malade à quitter le lit. Le calme fut aussi complet pendant une seconde cure que pendant la première ; mais les accès reparurent encore après le retour à Bordeaux, de moins en moins intenses, il est vrai. Depuis lors, je n'ai plus entendu parler de ce malade.

La même année, j'ai observé des effets tout inverses chez un autre asthmatique, jeune aussi, et dont les crises, moins violentes que celles du précédent, se produisaient à des intervalles plus rapprochés. L'asthme était également catarrhal et herpétique. Tant que le malade resta à Cauterets, les accès se multiplièrent au point qu'il voulut quitter la station à plusieurs reprises. Néanmoins il compléta le traitement, sur mes instances, et bien lui en prit, car, lorsqu'il vint l'année suivante, il m'annonça qu'il n'avait ressenti que de légères atteintes de sa maladie depuis la première cure. La seconde s'effectua sans autre incident que l'apparition d'une angine sulfureuse qui dura plusieurs jours. J'ai appris que le mieux s'était soutenu chez ce malade jusqu'à l'année dernière, époque à laquelle j'ai cessé d'avoir de ses nouvelles.

Il ne sera pas inutile de parler ici de l'influence du climat de Cauterets sur les asthmatiques, et je ne saurais mieux faire que de reproduire ce que j'en ai dit déjà dans mes *Études médicales et scientifiques* concernant cette station thermale (p. 21 et suiv.).

« Quant à l'action plutôt sédative qu'excitante du climat de Cauterets sur les appareils circulatoire et nerveux, elle résulte de la situation et des conditions hypsographiques de la vallée. En effet, les couches inférieures de l'atmosphère sont à peu près stagnantes dans la partie de la vallée où se trouve Cauterets; or, partout où l'air se renouvelle peu et difficilement, il calme l'irritation, affaiblit la force nerveuse et contribue à son harmonie. A Pau, par exemple, la stagnation des couches atmosphériques, encore plus rarement troublée par de forts courants aériens que dans notre station thermale, donne au climat des qualités sédatives qui se traduisent, chez les étrangers résidants, par le ralentissement du pouls et la diminution de l'incitation nerveuse.

» Enfin il y a dans l'air de Cauterets une quantité

d'humidité communicable suffisante pour le rendre sédatif, sans entraver son action sur les fonctions végétatives.

» Les considérations dans lesquelles je viens d'entrer ne sont point des théories spéculatives nées d'idées préconçues ; elles résultent d'une observation attentive, et c'est à la pratique médicale que je vais demander maintenant des preuves péremptoires de la justesse de mes appréciations sur les qualités du climat estival de notre station.

» Une jeune fille de quatorze ans, atteinte de lésion organique du cœur à la suite d'un rhumatisme articulaire généralisé, séjourna à Cauterets pendant tout le mois d'août avec sa mère, qui faisait usage des eaux pour une bronchite chronique. Or, le séjour de cette jeune fille dans nos montagnes, loin d'aggraver sa situation, l'améliora à ce point qu'elle dormait beaucoup mieux, et qu'elle était moins essoufflée en marchant qu'avant de venir ici, quoiqu'il y eût une différence de 900 mètres entre l'altitude du pays qu'elle habitait ordinairement et celle de Cauterets. Elle ne fit pas de traitement thermal et ne prit aucun médicament.

» Autres preuves : ici les affections chroniques de la poitrine se compliquent rarement d'hémorrhagie pulmonaire, si les malades ont la précaution de les prévenir par une bonne hygiène et l'usage rationnel des eaux. Je dirai même qu'ordinairement, les personnes exposées aux hémoptysies voient les crachements de sang diminuer les premiers jours de leur arrivée. Il y a des exceptions, bien entendu ; mais elles sont rares, relativement au nombre de malades qui se rendent à Cauterets avec une disposition aux accidents hémoptoïques.

» La toux et le mouvement fébrile qui accompagnent souvent l'inflammation chronique de la muqueuse des voies respiratoires et les lésions organiques du poumon, loin d'augmenter sous l'influence du climat de Cauterets, diminuent, au contraire, même pendant l'usage des eaux.

» Quand il y a exacerbation de ces symptômes au commencement du séjour, c'est à la fatigue occasionnée par le voyage, ainsi qu'au changement brusque de milieu et d'habitudes, qu'il faut l'attribuer. Aussi, la sédation ne tarde-t-elle pas à se manifester plus tard.

» En général, dans les affections chroniques des organes de la respiration, une certaine irritabilité nerveuse et vasculaire est plutôt une indication qu'une contre-indication pour le séjour des malades à Cauterets et le traitement par les eaux de cette station.

» Il y a surtout une catégorie de valétudinaires chez lesquels l'action sédative du climat se manifeste presque d'emblée : je veux parler des asthmatiques en général, et particulièrement de ceux qui sont atteints d'emphysème pulmonaire. J'en ai vu plusieurs retrouver ici le sommeil réparateur qu'ils avaient perdu depuis longtemps, et qu'un traitement thermal assez actif vint rarement interrompre.

» Voilà des faits tout à fait opposés à cette doctrine surannée qu'on trouve encore aujourd'hui exposée dans des livres sérieux, et qui repose sur des appréciations fausses, savoir, que le séjour des altitudes est essentiellement préjudiciable aux asthmatiques. Sans doute, des emphysémateux se trouveraient fort mal sur le Grand-Saint-Bernard, le Simplon, le Righi, et dans beaucoup d'autres localités alpestres moins élevées, par la raison que leur climat est très excitant; mais conclure de là que le séjour de Cauterets ne convient pas aux mêmes malades précisément à cause de l'altitude, ce n'est rien moins qu'absurde, attendu qu'il existe une grande différence dans les conditions topographiques et météorologiques, ainsi que je l'ai établi. D'ailleurs, l'observation clinique lève tous les doutes à cet égard. »

Cependant j'ai vu quelques asthmatiques emphysémateux, — et j'en ai cité précédemment un exemple, — qui avaient des crises dès qu'ils mettaient le pied dans la montagne. Mais que de bizarreries les pathologistes n'ont-ils pas signalées, quand il s'agit de l'influence des milieux sur l'asthme. Trousseau a rapporté plusieurs faits curieux dans ses leçons cliniques, entre autres le suivant :

« J'ai donné mes soins à deux frères jumeaux, tous » deux si extraordinairement ressemblants qu'il m'était » impossible de les reconnaître, à moins de les voir à » côté l'un de l'autre. Cette ressemblance physique s'é» tendait plus loin : ils avaient, permettez-moi l'expres» sion, une ressemblance pathologique plus remarquable » encore. Ainsi l'un d'eux que je voyais aux Néothermes » à Paris, malade d'une ophthalmie rhumatismale me » disait : en ce moment mon frère doit avoir une » ophthalmie comme la mienne. Et comme je m'étais » récrié, il me montrait, quelques jours après, une lettre » qu'il venait de recevoir de ce frère, alors à Vienne et » qui lui écrivait, en effet : j'ai mon ophthalmie, tu dois » avoir la tienne. Quelque singulier que ceci puisse » paraître, le fait n'en est pas moins exact ; on ne me l'a

» pas raconté, je l'ai vu, et j'en ai vu d'autres analogues » dans ma pratique. Or, ces deux jumeaux étaient aussi » tous deux asthmatiques, et asthmatiques à un effroyable degré. Originaires de Marseille, ils n'avaient » jamais pu demeurer dans cette ville, où leurs intérêts » les appelaient souvent, sans être pris de leurs accès; » jamais ils n'en éprouvaient à Paris. Bien mieux, il » leur suffisait de gagner Toulon pour être guéris de leurs » attaques de Marseille. (*Loc. cit.*, p. 472.) »

Je connais moi-même un égyptien qui a été obligé de quitter l'Égypte parce qu'il éprouvait constamment des accès d'asthme dans ce pays. Un autre asthmatique, par lequel j'ai été consulté, il y a deux ans, n'avait des crises que lorsqu'il arrivait à Munich. Mais le fait le plus extraordinaire de tous ceux que j'ai observés concerne deux beaux-frères, tous deux asthmatiques, habitant l'un Toulon et l'autre Draguignan ; or, quand celui de Draguignan allait à Toulon, ses crises cessaient, et lorsque celui de Toulon se rendait à Draguignan, l'asthme cédait également. Ce sont des idiosyncrasies, des dispositions particulières desquelles on ne peut tirer aucun enseignement doctrinal et pratique.

Mais revenons au traitement de l'asthme par les eaux de Cauterets.

J'ai dit, à propos du Mont-Dore, que l'existence antérieure ou simultanée de l'élément arthritique était une indication pour l'application des eaux de cette station thermale au traitement de l'asthme. Ce qui me confirme encore dans cette opinion, c'est que j'ai donné mes soins à deux asthmatiques qui, ayant présenté des manifestations arthritiques de nature dartreuse avant leurs attaques, ont été soumis avec succès à un mode de traitement externe analogue à celui que l'on suit au Mont-Dore, et que j'ai appliqué avec nos sources hyperthermales.

Les cas d'asthme les plus réfractaires à l'action des eaux de Cauterets, comme de toutes les eaux minérales, sont ceux dans lesquels l'affection existe seule, sans mélange, c'est-à-dire isolée de toute autre détermination de la maladie générale qui l'a produite, telle qu'une herpétide cutanée, nerveuse, musculaire, etc. Souvent, en effet, c'est grâce à l'exacerbation ou à la production d'une autre affection de même origine que l'asthme disparaît par l'action du traitement thermal. Ainsi il n'est pas rare de voir une dermatose, une névralgie, une arthralgie, des hémorrhoïdes, la gravelle, etc., remplacer l'asthme. Et pourrait-il en être autrement, quand la maladie constitutionnelle qui engendre ces diverses affections est elle-même si difficile à modifier?

Les eaux de Cauterets combattent donc directement l'élément catarrhal et l'élément spasmodique de l'asthme par leurs effets substitutifs et révulsifs, tandis qu'elles s'adressent à la cause première, génératrice de l'affection, par leur action sur les fonctions assimilatrices et désassimilatrices de l'économie. L'usage interne des eaux occupe sans contredit le premier rang dans cette médication complexe ; mais les applications extérieures n'en ont pas moins une grande importance, à cause surtout de la variété des sources et des appareils hydrobalnéaires.

L'asthme présente autant de bizarreries, de fantaisies, de caprices, lorsqu'il s'agit de la thérapeutique, qu'en ce qui concerne la symptomatologie ; et s'il est difficile, comme je l'ai dit en commençant, de le définir d'après ses symptômes, il serait bien plus difficile encore de tracer les règles de son traitement thermal. A tel malade il faut des sources à haute sulfuration et à doses élevées, tandis que chez tel autre une petite quantité d'eau faiblement minéralisée sera la condition du succès. Le traitement hyperthermal peut être avantageux dans certains cas, et nuisible dans d'autres semblables. J'ai vu des asthmatiques dont l'état avait été aggravé par un mode de traitement se trouver à merveille d'une pratique tout à fait inverse. Les inhalations, si employées dans la cure de l'asthme, sont pourtant loin de convenir à tous les cas, et il y a des malades qui ne guériront, ou du moins ne seront soulagés, que si on ne leur applique pas cette méthode.

Quoi qu'il en soit, les affections du cœur et des gros vaisseaux ne contre-indiquent nullement l'usage des eaux de Cauterets, à la condition, bien entendu, d'avoir recours aux sources les plus douces. On verra, du reste, lorsque je traiterai des affections du cœur, que certaines eaux sulfurées sodiques amènent un soulagement notable dans ces états pathologiques.

Les Eaux-Bonnes produisent chez les asthmatiques des effets à très peu près semblables à ceux de quelques-unes des sources de Cauterets, particulièrement de la *Raillière*. La seule différence sérieuse qui existe entre ces deux stations, sous le rapport du traitement de l'asthme, c'est qu'il n'y a qu'une source dans la première, et que le traitement externe, pourtant si nécessaire, y est négligé, à cause de la petite quantité d'eau et de sa température peu élevée.

A Luchon, les sources sont généralement trop excitantes de l'appareil respiratoire pour être appliquées avec avantage au traitement de l'asthme.

En parlant des modifications produites par les eaux minérales dans les organes de la respiration, j'ai insisté sur ce point, que les sulfhydriquées et les sulfurées sodiques ne pouvaient pas agir de la même façon, et que celles-ci étaient moins excitantes que celles-là. L'hydrogène sulfuré ne possède donc pas les propriétés sédatives que des praticiens distingués lui attribuent encore aujourd'hui. Il modifie les éléments catarrhal et spasmodique de l'asthme par excitation locale et substitutive, mais d'une façon énergique et qui souvent dépasse le but. Quant à son action sur les fonctions primordiales de l'organisme, elle est nulle. On voit donc qu'il n'est pas indifférent de remplacer, dans le traitement de l'asthme, les eaux sulfurées sodiques (Cauterets, Eaux-Bonnes, Amélie, etc.) par les sulfhydriquées (Enghien, Pierrefonds, Allevard). Je dois ajouter que les dernières sont froides, et les premières thermales ; ce qui constitue encore une différence essentielle, au point de vue de la thérapeutique hydro-minérale.

BIBLIOTHÈQUE NATIONALE R.F. IMPRIMÉS

www.ingramcontent.com/pod-product-compliance
Ingram Content Group UK Ltd.
Pitfield, Milton Keynes, MK11 3LW, UK
UKHW012211240726
13966UKWH00002B/709

9 782011 747716